管理栄養士養成のための
栄養学教育モデル・コア・カリキュラム準拠

第12巻

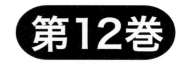

JN009024

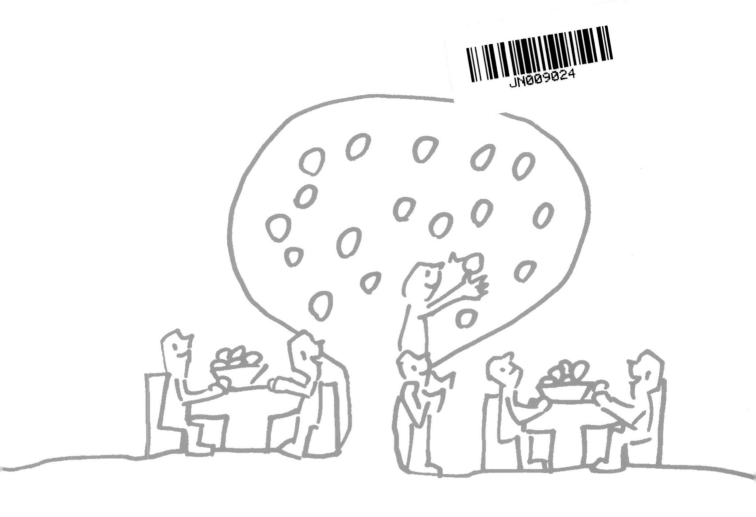

給食経営管理論実習

給食の運営の実際と給食経営管理の総合的理解

特定非営利活動法人 日本栄養改善学会　監修

市川陽子・神田知子・朝見祐也　編

医歯薬出版株式会社

監修

特定非営利活動法人 日本栄養改善学会

編者

市川　陽子　いちかわ ようこ　静岡県立大学食品栄養科学部 教授
神田　知子　こうだ ともこ　同志社女子大学生活科学部 教授
朝見　祐也　あさみ ゆうや　龍谷大学農学部 教授

執筆者一覧

青木るみ子　あおき るみこ　滋賀県立大学人間文化学部 准教授
赤尾　　正　あかお ただし　大阪樟蔭女子大学健康栄養学部 准教授
朝見　祐也　前掲
市川　陽子　前掲
小椋　真理　おぐら まり　京都文教短期大学食物栄養学科 教授
金光　秀子　かなみつ ひでこ　山形県立米沢栄養大学健康栄養学部 教授
神田　知子　前掲
柴﨑みゆき　しばさき みゆき　つくば国際大学医療保健学部 准教授
髙橋　孝子　たかはし たかこ　大阪公立大学生活科学部 准教授
田丸　淳子　たまる じゅんこ　神戸学院大学栄養学部 准教授
堀内　理恵　ほりうち りえ　武庫川女子大学食物栄養科学部 教授

（五十音順）

This book is originally published in Japanese
under the title of :

Kanrieiyoshiyoseinotameno Eiyogakukyoiku Moderu Koa Karikyuramu Junkyo
Kyushokukeieikanriron-Jisshu

(Based on the Nutritional Science Education Model Core Curriculum for Training of Registered Dietitians-
Practice in Food Service Management)

Editor :

The Japanese Society of Nutrition and Dietetics

© 2021 1st ed.

ISHIYAKU PUBLISHERS, INC.
　7-10, Honkomagome 1 chome, Bunkyo-ku,
　Tokyo 113-8612, Japan

特定非営利活動法人 日本栄養改善学会

管理栄養士養成のための栄養学教育モデル・コア・カリキュラム準拠教科書シリーズ発刊に寄せて

管理栄養士養成のための栄養学教育モデル・コア・カリキュラム

　国民の健康問題や少子高齢化社会におけるさまざまな問題を改善できる高度な専門的知識および技能を有する管理栄養士の育成を目的とし，平成12（2000）年に栄養士法の改正が行われました．一方，管理栄養士養成施設数は，平成7（1995）年の約30校から平成30（2018）年には150校ほどに急増し，毎年約1万人が管理栄養士国家試験に合格し，管理栄養士名簿に登録され，その教育の質の担保が重要となっています．

　日本栄養改善学会では，教育課程は本来その専門職のコアカリキュラムに基づいて設定されるべきものという考え方から，学術団体として独自に「管理栄養士養成課程におけるモデルコアカリキュラム」の検討を行ってきました．その実績を踏まえ，厚生労働省から委託を受け，平成30（2018）年度に「**管理栄養士・栄養士養成のための栄養学教育モデル・コア・カリキュラム**」を策定，公表しました．

　本モデル・コア・カリキュラムでは，管理栄養士・栄養士に共通して期待される像を「栄養・食を通して，人々の健康と幸福に貢献する」としました．栄養学を学術的基盤とし，栄養・食を手段として，さまざまな人々の健康はもとより，より広義の well-being に寄与する専門職であることを，明瞭簡潔に表現したものです．

　そして，期待される像を実現するモデル・コア・カリキュラムの全体的な構造を概念図（次頁）にしました．上部の A「管理栄養士・栄養士として求められる基本的な資質・能力」の達成に向けて，B を踏まえ，左側の C から右側の G や H へと，基礎的な学修内容から総合的，統合的な内容へと学修が発展します．また，基礎教養科目や各養成施設の教育理念に基づく独自の教育内容も位置づけています．

モデル・コア・カリキュラムの趣旨と活用

　本モデル・コア・カリキュラムでは，管理栄養士養成における基礎教養分野を除く学修時間の3分の2程度で履修可能となるよう内容を精選しています．学生が卒業時までに身につけておくべき必須の実践能力について，具体的な学修目標をいわゆるコンピテンシーの獲得として記述しました．共通したモデル・コア・カリキュラムに基づく学修は，社会に対する管理栄養士の質保証に資するとともに，管理栄

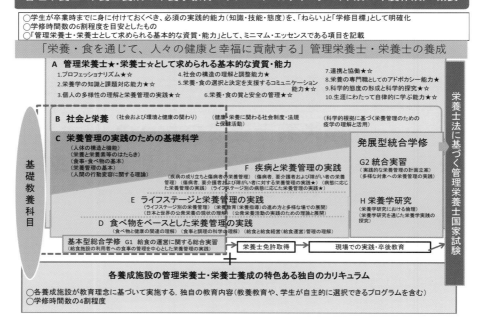

管理栄養士・栄養士養成の栄養学教育モデル・コア・カリキュラム（平成30年度作成） 概要

○学生が卒業時までに身に付けておくべき、必須の実践的能力（知識・技能・態度）を、「ねらい」と「学修目標」として明確化
○学修時間数の6割程度を目安としたもの
○「管理栄養士・栄養士として求められる基本的な資質・能力」として、ミニマム・エッセンスである項目を記載

「栄養・食を通じて、人々の健康と幸福に貢献する」管理栄養士・栄養士の養成

A 管理栄養士★・栄養士☆として求められる基本的な資質・能力

1.プロフェッショナリズム★☆　　4.社会の構造の理解と調整能力★　　7.連携と協働★☆
2.栄養学の知識と課題対応能力★☆　5.栄養・食の選択と決定を支援するコミュニケーション　8.栄養の専門職としてのアドボカシー能力★
3.個人の多様性の理解と栄養管理の実践★☆　　　　　能力★☆　　9.科学的態度の形成と科学的探究★☆
　　　　　　　　　　　　　　　　6.栄養・食の安全の管理★☆　　10.生涯にわたって自律的に学ぶ能力★☆

B 社会と栄養（社会および環境と健康の関わり）（健康・栄養に関わる社会制度・法規と保健活動）（科学的根拠に基づく栄養管理のための疫学の理解と活用）

C 栄養管理の実践のための基礎科学
（人体の構造と機能）
（栄養と栄養素等のはたらき）
（食事・食べ物の基本）
（栄養管理の基本）
（人間の行動変容に関する理論）

F 疾病と栄養管理の実践
（疾病の成り立ちと傷病者の栄養管理）（傷病者、要介護者および障がい者の栄養管理）（傷病者、要介護者および障がい者に対する栄養管理の実践★）（病態に応じた栄養管理の実践）（ライフステージ別の病態に応じた栄養管理の実践★）

E ライフステージと栄養管理の実践
（ライフステージ別の栄養管理）（栄養教育（栄養指導）の進め方と多様な場での展開）
（日本と世界の公衆栄養の現状の理解）（公衆栄養活動の実践のための理論と展開）

D 食べ物をベースとした栄養管理の実践
（食べ物と健康の関連の理解）（食事と調理の科学の理解）（給食と給食経営（給食運営）管理の理解）

発展型統合学修

G2 統合実習
（実践的な栄養管理の計画立案）
（多様な対象への栄養管理の実践）

H 栄養学研究
（栄養学研究における倫理）
（栄養学研究を通じた栄養学実践の探究）

基本型総合学修 G1 給食の運営に関する総合実習
（給食施設の利用者への食事の管理を中心とした栄養管理の実践）

栄養士免許取得　→　現場での実践・卒後教育

基礎教養科目

栄養士法に基づく管理栄養士国家試験

各養成施設の管理栄養士・栄養士養成の特色ある独自のカリキュラム

○各養成施設が教育理念に基づいて実施する，独自の教育内容（教養教育や、学生が自主的に選択できるプログラムを含む）
○学修時間数の4割程度

養士は何ができる専門職なのかを広く国民に対して提示することにもなります．

　養成課程のカリキュラム構築は，各分野の人材養成に対する社会的要請や学問領域の特性等を踏まえつつ，各養成施設が建学の精神や独自の教育理念に基づいて自主的・自律的に行うべきものです．各養成施設がカリキュラムを編成するに当たっては，学修目標だけでなく，学修内容や教育方法，学修成果の評価のあり方等も重要な検討課題です．各養成施設においては，本モデル・コア・カリキュラムの学修目標を内包したうえで，特色ある独自のカリキュラムを構築されることを期待申し上げます．

新シリーズ編集の経緯・ねらい

　日本栄養改善学会では2011年より，医歯薬出版株式会社との共同事業として，学会独自のモデル・コア・カリキュラムに基づく教科書シリーズを発行してまいりました．この度，新たに国として初めての「管理栄養士・栄養士養成のための栄養学教育モデル・コア・カリキュラム」の策定を受け，これまでのシリーズを全面刷新することにいたしました．

　新シリーズは，厚生労働省の了解も得て，「管理栄養士養成のための栄養学教育モデル・コア・カリキュラム準拠」教科書シリーズと称することとなりました．各巻の編者は，モデル・コア・カリキュラム策定に深く携わった先生方にお引き受けいただき，栄養学教育および管理栄養士の職務に造詣の深い先生方にご執筆をお願いしました．

　本モデル・コア・カリキュラムは，先述の概念図に示すように，科目の相互のつながりや学修内容の発展段階を踏んで上級学年へと進められるように構成されています．このため新シリーズは，国家試験の出題基準に沿った目次構成となっている従来の教科書とは異なり，管理栄養士養成課程での系統立った学修の流れを示し，各巻のつながりを意識した構成といたしました．学生が卒業後一人の管理栄養士として現場に出た際に，管理栄養士・栄養士の期待される像の実現を可能とできるように，構成や内容の充実を図っております．

読者に期待すること

　管理栄養士養成課程で学ぶ皆さんは，卒業後は大きな社会の変革のなかで，課題

解決力をもち，「栄養・食を通して，人々の健康と幸福に貢献する」管理栄養士となることが期待されます．栄養学およびその背景にある学問や科学・技術の進歩に伴う新たな知識や技能について，すべてを卒前教育で修得することは困難であり，卒業後も自律的に自己研鑽していくことが必要です．そのための基本的な能力を，本シリーズを通して培っていただければ，編者，執筆者一同，幸甚に思います．

2021 年 2 月

村山伸子
特定非営利活動法人 日本栄養改善学会　理事長

武見ゆかり
特定非営利活動法人 日本栄養改善学会　前理事長

序

　本書は，厚生労働省委託事業「管理栄養士養成課程のための栄養学教育モデル・コア・カリキュラム」に準拠した教科書シリーズの第12巻である．

　本書 Chapter 1～5 の「給食の運営」は学内の「給食の運営」実習を PDCA に沿って展開することに焦点を当てたものである．学内の実習では大量調理の特性を理解して献立の作業工程・調理工程を計画できる，食材料管理，品質管理，衛生管理を統合し作業指示書が作成できる，提供した食事の品質評価，食材管理の評価，衛生管理を踏まえた作業工程の評価が中心となる．

　Chapter 6 の「給食の経営管理」では，モデルとなる事業所給食を設定して，「マーケティングと経営管理」と「給食経営のトータルシステムとサブシステム」に関わる基本を学修できるように展開している．

　「持続可能な給食経営と給食マネジメント」のための組織や資源のマネジメント方法を理解するという学修目標に到達するためには，給食の目標を明確にし，栄養計画，献立作成，調理・生産，提供，後始末（片付け），評価というプロセスの理解が必要である．そのためには，給食の運営に必要な基本的な知識の理論的な講義と，このプロセスを実現することを体験，体系的に理解し，経営管理へと展開できるような実習の両者が必要である．

　本書で学ぶ学生の皆様には，給食の運営や経営管理のダイナミックな展開と深みに触れ，興味をもって学修することを期待したい．

　最後に，本書の出版に当たりお世話になった医歯業出版編集部の皆様に心より感謝申し上げる．

2021 年 3 月

編者一同

Contents

本書で掲載した実習用帳票のフォーマット（未記入）は，医歯薬出版ホームページ（https://www.ishiyaku.co.jp/search/details.aspx?bookcode=720390）よりダウンロードできます.

「給食の運営」実習への展開

学修到達ポイント

●学内で行う「給食の運営」実習のオペレーションシステムとその特徴を説明できる.
●「給食の運営」実習に関わる資源を説明できる.
●厨房設備の基本と実習室に備えられた機器の特徴を概説できる.
●「給食の運営」実習におけるマネジメントサイクルを説明できる.
●「給食の運営」実習における組織管理とマネジメントの基本を説明できる.

　管理栄養士にとって，食生活を通じての人々の健康の維持・増進，疾病の発症予防・重症化予防および治療に対する支援はもっとも重要な実践活動である．その活動の中心が栄養管理である．臨床栄養，食育・健康増進，公衆栄養，給食経営管理など，それぞれの分野の特性に応じた対応が必要であるが，基本的な概念は同じであり，この過程の理解は不可欠である.
　本 Chapter では，栄養管理の概要と用語の定義，またその基本的過程について理解する.

1. 「給食の運営」実習要領

1）実習の目的・意義・進め方【実習 1-1 　実習オリエンテーション】

❶目的・意義・進め方

　本書の給食経営管理実習では，学内の「給食経営管理実習室」において 100 食の大量調理を行い，給食のマネジメントをする際に必要な内容（栄養・食事計画，品質管理，大量調理の方法，調理作業の計画，施設・設備管理，衛生管理など）を体得し，実習後に実習全体を総合評価し，改善点を次に生かしながら給食経営管理の一連の管理サイクル（PDCA）に沿って，給食の運営方法を学んでいく.
　ここで給食の運営と給食経営管理との違いについて確認しておきたい．**図 1-1** は給食の運営の流れを示したものであり，生産管理がその中心となる.
　図 1-2 は給食経営管理におけるサブシステムとトータルシステムを示したものである．**図 1-2** に示す個々の管理業務を動かす体系をサブシステム，サブシステムを統合した体系をトータルシステム（給食システム）という．給食の条件，すなわち施設で活用できる資源状況に応じてそれぞれのサブシステムとそれを統合したトータルシステムを構築し，それが組織的に機能することで，給食の目的を達成できるように組織を動かしていくことが給食経営管理である.
　学生は，すでに学んだ給食経営管理論，基礎栄養学，応用栄養学，食品衛生学，調理学などの知識を修得して臨むことが重要である．また，給食業務を管理栄養士，調理従事者などに分け，ロールプレイングや PBL（problem-based learning）チュートリアル教育を活用することで学生は協同での学びを体験し，給食運営に関する管理栄養士の実践力を習得する．各管理栄養士養成施設では学内実習後に特定給食施設での臨地実習が予定されて

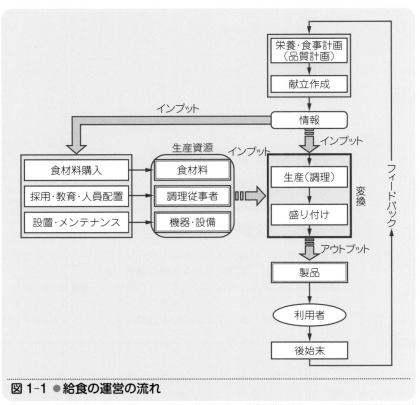

図 1-1 ● 給食の運営の流れ

（日本栄養改善学会監修, 市川陽子, 神田知子編：給食経営管理論. p 10, 医歯薬出版. 2021）

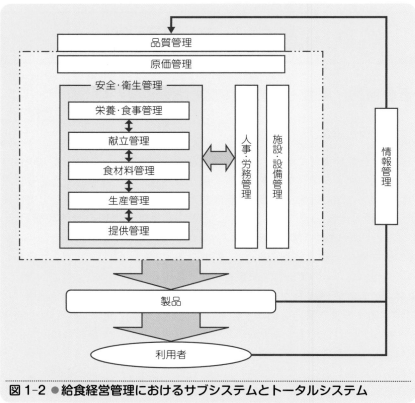

図 1-2 ● 給食経営管理におけるサブシステムとトータルシステム

（日本栄養改善学会監修, 市川陽子, 神田知子編：給食経営管理論. p 14, 医歯薬出版. 2021）

いるので，事前の学内実習では，実践活動での課題発見と問題解決を実現できる教育上の効果が期待される．

　本書の Chapter 1 ～ 4 に示す「給食の運営」実習は，**図 1-3** に示すように①実習オリ

エンテーション，②計画（plan），③実施（do），④評価（check）・改善（act），の流れで
進める．さらに「給食の運営」実習のまとめとして⑤総合評価会を行うことで，学生それ
ぞれの体験を共有する（図1-3）．

❷心構え，衛生，健康管理，役割分担

a）心構え

実習の基礎知識として，①「大量調理施設衛生管理マニュアル」の理解，②「日本人の
食事摂取基準（2020年版）」に則した給与栄養目標量の算出，③給与栄養目標量を目標と
する献立作成，④基本的な料理の食品使用量や調理法の理解，⑤「日本食品標準成分表」
の最新版を用いての栄養価や廃棄量の計算，などが求められる．

実習の科目全体の到達目標は，①給食運営のPDCA（マネジメント）サイクルを理解
する，②給食運営や関連の資源を総合的に判断し栄養面・安全面・経済面を統合したマネ
ジメントを理解する，ことである．給食施設において特定多数人に対して食事提供を通じ
て適切な栄養管理を実施するために，対象者および対象集団の栄養評価結果に応じた品質
の食事の計画と，提供のための技術を習得する．

b）実習での心構え

① 実習はグループで行うために欠席・遅刻・早退は不可である．
② グループメンバーや日程については，指示された内容に従って行う．
③ 決められた調理作業着および白衣などを着用し，衛生的な身支度で行う．
④ 課題の提出については，提出期限を厳守する．

c）衛生・健康管理

実習は，「大量調理施設衛生管理マニュアル」におけるHACCP（危害分析重要管理点）
の概念に基づき衛生管理を行う．重点管理は，人，食材料，施設設備となる．

① 細菌検査の手続きを指定された日にする．
② 服装の注意点：つめは短くし，マニキュアをつけない．つけまつげはしない．時計・
　 イヤリング（ピアス）・ネックレス・指輪を外す．
③ 毛髪はすべて帽子のなかに入れる．
④ 調理中，必要時にはマスク・使い捨て手袋などを着用する．
⑤ 実習室以外では，シューズを履き替える．
⑥ 入室の際，または調理中でも指定された方法により手を洗う習慣をつける．
⑦ トイレに行く場合は必ず白衣（上下）・帽子・エプロンを外し，履き物を替えてから
　 行く．実習室に戻った際は，再度念入りに手洗いを行う．
⑧ 下痢・風邪または手が化膿している（かぶれている）時はただちに指導教員に申し
　 出る．
⑨ 材料・器具は衛生的かつ丁寧に取り扱う．
⑩ 調理用の器具はすべて消毒する．
⑪ 調理過程における重要管理事項：加熱温度管理，二次汚染の防止，食材料の温度管
　 理など．

d）役割分担

給食業務をいくつかのグループに分けて，ロールプレイングの教育方法を活用する（**表
1-1**）．学生はすべての役割分担を自主的に実習することにより，管理栄養士のリーダー
シップについて理解する．

❸単位の認定と評価，実習日程および概要

a）単位の認定と評価

本実習の実習時間は，管理栄養士学校指定規則により1単位以上と規定されている．各
養成施設では，定められた条件内で教育理念や運営方針に沿った独自のカリキュラムを実
施している．

実習評価は，実習への参加度，実習態度および課題（記録表，個人レポート，グループ

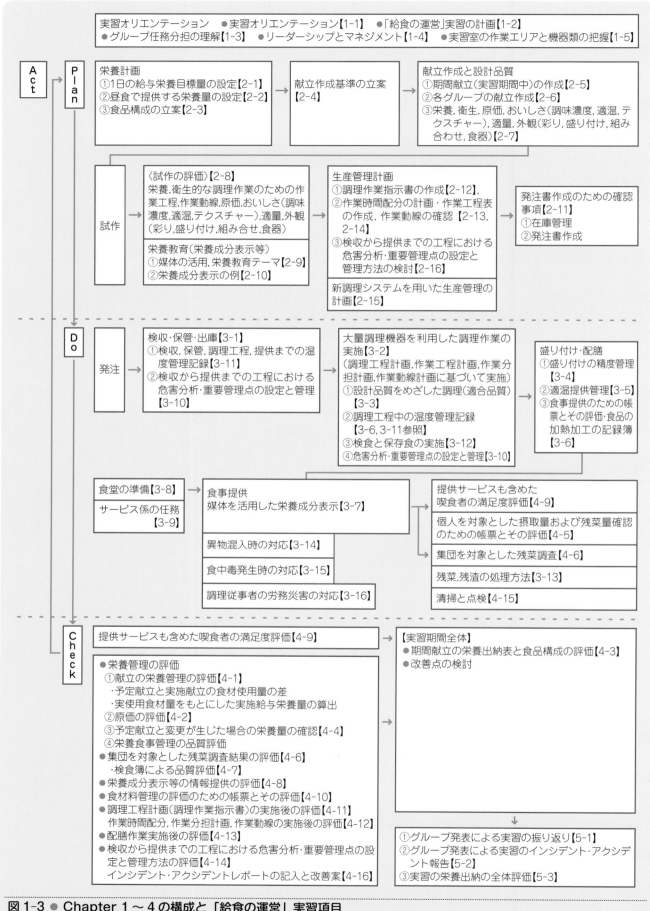

図 1-3 ● Chapter 1 〜 4 の構成と「給食の運営」実習項目
【　】は後述する実習項目を示す.

表1-1 ●実習の役割分担

管理栄養士役	献立作成，試作，調理工程・作業工程計画，発注，出庫，衛生管理，品質評価用紙作成，設計品質をめざした調理指導，設計品質決定，盛り付けの精度管理，点検票の記録，残食・残菜調査，品質評価集計，媒体を活用した栄養情報の提供，材料費の算出，帳票整理
調理従事者役	管理栄養士の指示に従い設計品質をめざした大量調理，供食サービス，衛生管理，後片付け，清掃などの作業 実習終了後は，調理に従事した立場から評価を行う

表1-2 ●「給食の運営」実習日程表

実習回数	テーマ	授業内容	
①	オリエンテーション，班編成	「給食の運営」実習の進め方・目標・心構え・班ローテーション	予定献立表・班検討
②	日別献立計画，機器説明	調理の特性，献立の役割分担，栄養管理計画	調理の特性，献立の役割分担，栄養管理計画
③	試作実習計画，施設設備管理	予定献立表修正 試作実習に向けての準備，食材料管理 試作および試作会評価表作成	施設設備管理，食器選定 実習室内器具の説明・栄養教育掲示物の確認 点火の仕方
④	〈試作実習〉	試作，食事の評価，ディスカッション	
⑤	試作実習後の再計画，献立会議準備	予定献立表修正 調理工程表，作業工程表作成，食材料管理の見直し，各人の作業確認	
⑥	献立会議，発注，栄養教育掲示物作成	献立会議	栄養教育掲示物等作成，各業者への発注
⑦	生産管理実習	生産管理実習①（管理栄養士・栄養士，調理師，調理員，衛生監視員，フロアサービス・栄養教育係）	
⑧	生産管理実習	生産管理実習②（管理栄養士・栄養士，調理師，調理員，衛生監視員，フロアサービス・栄養教育係）	
⑨	生産管理実習	生産管理実習③（管理栄養士・栄養士，調理師，調理員，衛生監視員，フロアサービス・栄養教育係）	
⑩	生産管理実習	生産管理実習④（管理栄養士班，調理従事者班1，調理従事者班2，安全・衛生班，真空調理班・食環境整備班）	
⑪	生産管理実習	生産管理実習⑤（管理栄養士・栄養士，調理師，調理員，衛生監視員，フロアサービス・栄養教育係）	
⑫	生産管理実習	生産管理実習⑥（管理栄養士・栄養士，調理師，調理員，衛生監視員，フロアサービス・栄養教育係）	
⑬	給食の評価	栄養出納表の提出，総合評価会運営委員会の選任（総合司会・PC・照明・タイムキーパー） 総合評価会・レポート提出の説明	施設設備管理
⑭	総合評価会準備	総合評価会へ向けて準備 給食経営管理論実習について	総合評価会へ向けて準備 給食経営管理論実習について
⑮	総合評価会・レポート提出	総合評価会 〜各グループごとの発表	レポート（個人）・ファイル（班）の提出

レポート）を総合的に評価する．

b）実習日程および概要

実習は給食経営管理の一連の管理サイクル（PDCA）に沿って以下のとおり進めていく．**表1-2** に一例を示す．

❹実習での危機管理と対策

大学内であっても事故・災害時対策は必要である．事故・災害が起こった時の対応を考えておく．また，地震や火災などが発生したら，どのように避難をするかの指導・確認をしてから実習を開始する．避難指示がある場合の対応についても大学の関連部署と話し合っておく．

a) 実習時に大規模災害が発生した時

① 大規模災害発生時には，まず身の安全を確保する．

②「周囲の火の始末・初期消火」を行う．

③ 周囲にけが人がいないか，大声で確認しあう（救護・救援活動）．

④ 大学の関連部署が情報収集に努め，その後の行動の指揮をとるので，その指示に従う．

2. 「給食の運営」実習計画

実際の給食施設における給食経営システム[注]を構築するに当たっては，施設の給食の目的に沿って，施設の理念や経営方針を反映し，効率的かつ効果的であることが望ましい．つまり，健全に給食経営システムが作動しているということは給食の目的である喫食者の健康保持・増進に寄与するものであり，顧客満足度が高く，経営効率がよく安定した状態であるということになる．そこで，「給食の運営」の実習においても給食の目的や目標，行動指針[注]などを話し合い，クラスや班で目的や目標を共有することが大切である．給食経営の理念，目標が決まるとその目標を実現するために経営資源である人，物，金，設備，方法，情報などを活用（インプット）して，より質の高い食事やサービスなどとして提供（アウトプット）する仕組みづくりを行う．

1) 給食のシステム計画【実習 1-2 「給食の運営」実習の計画】

給食システム（トータルシステム[注]）はサブシステム[注]によって構成され，実際に食事を作っている実働作業システム[注]と，円滑に機能させるための支援システム[注]によって成り立っている．まずは，給食施設の概要やオペレーションシステムに適した給食の資源（施設設備，調理従事者，食材料等）について検討する（**表 1-3**）．最適なオペレーションシステム[注]を構築することによって，作業の効率化，省力化，標準化を図る．

❶給食運営に関わる原価管理を含めた費用構成

給食の運営にはさまざまな費用がかかるが，収入に見合った正しい運用が求められる．給食の場合の収入は給食費（一部補助がある場合もある）が主な財源である．支出については，給食の運営に必要な原価として主に食材料費，人件費，経費などがある．経営活動における原価管理の目的は，原価の低減（コストカット）[注]により利益を上げることである．原価管理はマネジメントサイクルに則り行われる．原価の低減に伴い，顧客の食事に対する不満が起きないよう，常に適正な標準原価と食事の品質とのバランスを考慮する必要がある．

❷グループ分担，リーダーシップとマネジメント
【実習 1-3 グループの任務分担の理解】

給食を提供するためには，複数の人が役割を分担し，専門的な視点で作業を行う．また，人員の配置や，連携して作業を進めるための組織づくりを行う．組織を円滑に進めるためには共通の目的や共同意欲，コミュニケーション，共通のルールなどが必要である．学内の実習では班ごとに作業を分担して役割を果たす．役割を果たすためにはリーダーシップ（目標に向かって引率する力）とマネジメント（役割を実行するために効率よく，具体的にいつまでに何をするのかを定め管理する力）が必要になる．

a)「給食の運営」実習における組織について
【実習 1-4 リーダーシップとマネジメント】

学内の「給食の運営」実習は，表 1-3 の⑥人事管理システムに示すようなサブグループに分かれて進行する．実習を円滑に進めるために，**図 1-4** に示すような組織図を作成し，組織体制を確認する．

給食経営システム
給食施設の安定経営を目的に，施設サービスの目標に合わせた利用者の便益の高い食事とサービスの提供を実現させるための仕組み．

行動指針
どのように考え，どのように行動するかの基本となる方針．

トータルシステム
システム構築全体を網羅するもの．

サブシステム
システムを構築する機能単位に分割した1つの管理機能．栄養管理・食事管理，衛生管理，会計・原価管理など．

実働作業システム
栄養・食事管理，食材料管理，品質管理，生産（調理）管理，提供管理，安全・衛生管理などが該当する．

支援システム
施設・設備管理，人事・事務管理，原価管理，情報処理管理などが該当する．

オペレーションシステム
給食におけるオペレーションとは調理作業等にあたる．広義では，経営計画から生産計画までの給食運営全般にかかる業務となり体系的にしたものをオペレーションシステムという．

原価の低減（コストダウン）
利益を上げる手法の一つ．製造原価を切り下げ，利益幅を上げる．

表1-3 ●「給食の運営」実習の計画（例）

① 給食施設の概要	【施設種別】学内給食（大学生を中心とした食事の提供）
【給食の目的】 学生の健康の維持や増進に寄与する. 学生の食習慣の改善を図る.	【給食の対象者の特徴】 20歳前後の青年期.男女比は同じくらい.朝食欠食者が多い. 日中は座学・実習（立ち作業）などが中心の学生.

② 給食の経営計画

【給食経営の理念】優れた品質のサービスを効率よく提供し、お客様の満足度の高い食事づくりをめざします.
【行動指針・目標】
（栄養面）お客様のニーズにあった食事づくりをします（各料理、残菜率10％以内）.
（衛生面）食事提供時間を遵守します（調理終了後から2時間以内の喫食）.
（経済面）お客様に満足してもらえる食事の提供をします（顧客満足度調査「満足」の回答が80％以上）.

③ 給食システム	【提供区分（回数）】昼食1回
1）給食形態	⦅単一定食⦆　複数定食　カフェテリア
2）サービス形態	⦅カウンター方式⦆　配膳方式
3）オペレーションシステム	⦅コンベンショナルシステム⦆（クックサーブ） レディフードシステム（クックチル　クックサービス　真空調理）

④ 栄養管理システム（栄養教育方法含む）

【献立の提示】	⦅献立表⦆・展示〔⦅実物⦆　写真〕　※カフェテリアなどの場合…モデル献立の提示
【栄養成分表示】 表示には○印	⦅エネルギー⦆　たんぱく質　⦅脂質⦆　⦅炭水化物⦆　食物繊維　⦅食塩相当量⦆ ⦅カルシウム⦆　⦅鉄⦆　ビタミンA　ビタミンB₁　ビタミンB₂　ビタミンC
【喫食調査】	嗜好調査　⦅満足度調査（アンケート）⦆　残菜調査
【栄養情報の提供】	ポスター　⦅卓上メモ⦆　⦅献立表に一口メモ⦆　ポップ　（その他　リーフレット）

⑤ 原価管理システム

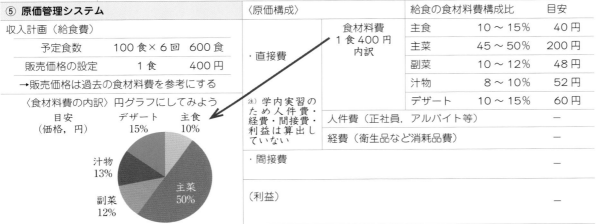

収入計画（給食費）		
予定食数	100食×6回	600食
販売価格の設定	1食	400円

→販売価格は過去の食材料費を参考にする

〈食材料費の内訳〉円グラフにしてみよう
目安（価格，円）
デザート15％　主食10％　汁物13％　副菜12％　主菜50％

〈原価構成〉

			給食の食材料費構成比	目安
・直接費	食材料費 1食400円 内訳	主食	10〜15％	40円
		主菜	45〜50％	200円
		副菜	10〜12％	48円
		汁物	8〜10％	52円
		デザート	10〜15％	60円
	人件費（正社員，アルバイト等）			ー
	経費（衛生品など消耗品費）			ー
・間接費				ー
〈利益〉				ー

注）学内実習のため人件費・経費・間接費・利益は算出していない

売上予算注	240,000円	原価予算注	240,000円

⑥ 人事管理システム：組織づくり（班別）＊リーダーシップとマネジメント

主な役割	人数	実習当日の作業内容
管理栄養士・栄養士（献立作成・検収・作業指示・品質管理など）	7	朝礼司会、検収、調理指示、料理の品質基準確認、検食
調理師（調理・盛り付け）	7	主に汚染作業区域での調理作業
調理員（下処理・洗浄）	7	主に非汚染作業区域での調理作業、洗浄作業
衛生監視（モニタリング）	6	調理中の温度・時間測定、記録、衛生検査等
その他（フロアサービス・栄養教育係）	6	受付・食堂環境整備、栄養教育媒体の展示など
その他（試作・準備係）	6	次回の試作や帳票の準備など

＊共通のルール：提出期限を守る.作業が終わったら報告する.困ったことがあればすぐに相談する.

＊各班、ローテーションで給食に従事する.各班のリーダー・サブリーダーを決めておく.

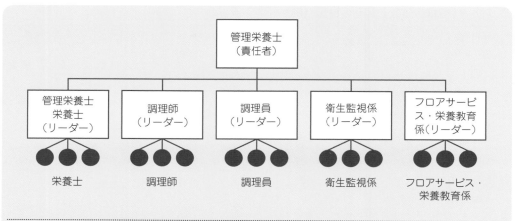

図1-4 ●「給食の運営」実習における組織図
表1-3の人事管理システムを組織図にした．管理栄養士・栄養士グループの献立作成業務は，図1-5，1-6に示す組織のもとで，表1-6に沿って行う．

表1-4 ●「給食の運営」実習における経営管理のプロセス

	経営管理のプロセス		「給食の運営」実習に当てはめた経営管理のプロセス
計画	経営の短期的・中期的な目標を設定し，それに向けた具体的な実行計画を企画する	→	表1-5に示すように，100食の調理・提供に向けて具体的な作業計画を作成する
組織化	計画を遂行するために業務を分担し，各人に権限と責任を与え，組織全体として目標に向かって行動可能にすること	→	各サブグループに，表1-5に示すような業務分担を示し，行動可能な状態にする
指揮命令	計画や目標に向けて実際の行動を起こさせること	→	各サブグループに目標達成までの道筋を示し（表1-5），目標達成までの行動を起こさせる
調整	組織内の関連するすべての活動を，目標に向け全体として円滑に動けるようにすること	→	各グループの進捗状況を確認し，必要であればメンバー間の調整や，計画の修正を行う
統制	計画の進捗状況を確認し，必要があれば修正すること	→	

(参考：アンリ・ファイヨール：産業ならびに一般の管理．ダイヤモンド社，1985)

売上予算
製品の販売数量の目標を立て，それに目標とする販売単価を掛けて決定する．

原価予算
製品の製造に直接必要となるコストの予算．原材料費や人件費から予測単価（標準原価）を計算し，販売数量を掛けて決定する．

「給食の運営」実習における組織の目的は，表1-3に示すように「優れた品質のサービスを効率よく提供し，満足度の高い食事づくりをめざす」ことである．管理栄養士（責任者）は，この目的を達成するために，各担当部門のメンバーに働きかけ，自発的で協力的な意見と行動を引き出せるように努める．経営管理のプロセスは，計画→組織化→指揮命令→調整→統制の順で進められるが，本書では「給食の運営」実習に当てはめて解説する（**表1-4**）．

具体的には，表1-4の「給食の運営」実習における経営管理のプロセスに示した内容に沿って，指導教員がグループ全員に指示を出す．管理栄養士（責任者）は，指導教員の示すスケジュールに沿って，各責任者と連携を取りながら，**表1-5**のような作業計画に沿って作業分担を進めていく．

b) 管理栄養士・栄養士が行う献立作成業務（調理作業指示書および作業工程表の作成）

献立作成業務を担当する管理栄養士・栄養士の組織のマネジメントについて述べる．本書では，**図1-5**に示すサブグループの組織の階層図を用いて説明する．それぞれのサブグループの役割を達成するためには，サブグループごとにリーダーを決め，リーダーを中心として，数名のサブリーダーとその他メンバーで組織を構成する．

サブグループのリーダーとは別に，主食，主菜，副菜，汁物，デザートの担当者を決める（**図1-6**）．各メニュー担当者は1～3人程度の小グループで構成し，1人は責任者となる．小グループごとに担当メニューのアイデアを出す．1人分のレシピが完成するまで少量調理での試作を重ね，学内での試作，100食実習に向けた検討を行う．**表1-6**の献立作成までのスケジュールの過程で，リーダーは教員とグループのメンバーとの橋渡しをしながら，グループをまとめる．具体的には，表1-6の献立作成業務の計画表に沿って，い

表 1-5 ● 各サブグループの作業分担と作業計画

計　画	管理栄養士栄養士	調理師	調理員	衛生監視係	フロアサービス・栄養教育係
	献立作成・検収・作業指示・品質管理など	調理・盛り付け	下処理・洗浄	衛生管理のモニタリング	フロアサービス・栄養教育
100 食提供の 4 週間〜2 週間前	献立作成業務（調理作業指示書および作業工程表の作成）※表 1-6 に示す				
100 食提供の 2 週間〜1 週間前	栄養士→調理師へ（調理作業の指示）	調理師→栄養士へ（調理作業指示書および作業工程表に記載の食材料の切り方，調理法，品質等についての確認）			
	栄養士→調理員へ（下処理作業および使用食器の指示）		調理員→栄養士へ（調理作業指示書および作業工程表に記載の下処理方法，食材料の切り方，食器などの確認）		
	栄養士→衛生監視係（モニタリング項目の指示）			衛生監視係→栄養士へ（調理作業指示書および作業工程表に記載の管理基準について確認）	
	栄養士→フロアサービス・栄養教育係（フロアサービス・栄養教育内容等の指示）				フロアサービス・栄養教育係→栄養士（フロアサービス・栄養教育内容等について確認）
		調理師⇔調理員へ（下処理作業と調理・盛り付け，食器洗浄作業の連携確認，個人または調理師・調理員が合同で試作）			
100 食提供の 1 週間前	発注表作成，発注				
	検収作業の確認				食堂環境整備，栄養教育媒体作成
検　収	検収				
100 食の調理・提供	調理指示，品質確認，検食	非汚染作業区域の調理作業	汚染作業区域の調理作業，洗浄作業	調理中の温度・時間測定，記録，衛生検査	受付，食堂環境整備
					提供時の案内
	満足度調査の集計				

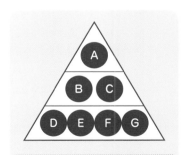

図 1-5 ● 献立作成業務を行うサブグループの組織の階層図
A はリーダー，B と C はサブリーダー，D 〜 G はメンバーとする．

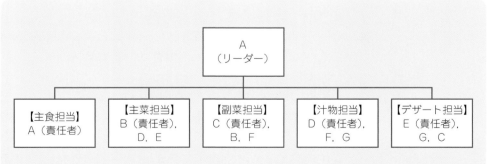

図 1-6 ● 献立作成業務を行うサブグループにおける各メニューの担当者
A 〜 G は調理従事者．

表 1-6 ● 献立作成業務の計画表

	主食担当者	主菜担当者	副菜担当者	汁物担当者	デザート担当者
献立作成までの作業内容	それぞれ1～3人が担当する．1人は責任者となる（複数のメニューの責任者にならないようにする）				
仮メニューの決定	アイデアをもち寄る				
	食品構成を考慮しつつ，材料や調味料の重複がないかを検討し，仮メニューを決定する				
少量調理でのレシピの作成	仮メニューについて，各メニュー担当者が少量調理での試作を行い，1人分のレシピを作成する				
レシピに基づく試作の検討，食器の決定	試作したメニューをもち寄り，学内の食器に盛り付けた後，全体のバランスを検討する．分量や味付け，食材料の変更などが必要であれば，再検討する．使用する食器を決定する				
メニューの再検討と試作	必要に応じて，メニューの再検討と試作を行う				
試作実習に向けた準備	調理作業指示書・作業工程表などを，各メニューの責任者が中心となって作成する				
学内実習での試作と検討	学内実習で試作を行う（本書では10人分）．				
	試作は目的を明確にしてから臨む．各作業に要した時間など100食提供につなげるための記録を行う．分量や味付け，食材料の変更などが必要であれば，再検討する．作業工程が大量調理に適しているかを検討する				
100食実習に向けた準備	各メニューの責任者が中心となって調理作業指示書・作業工程表などを作成する				
	調理師・調理員に対して調理作業指示書・作業工程表などを用いて，作業内容や注意事項を説明する				
	調理師・調理員は，作業工程表の時間内に作業ができるよう試作と作業動線のシミュレーションを行う				

表 1-7 ● 「給食の運営」実習に置き換えた組織の要素

スキルアップした組織の要素		給食経営管理実習に置きかえた組織の要素
共通の目的・目標がある（経営の理念と戦略の確立）	→	喫食者の満足度の高い食事の提供を行いたい，100食提供の実習を成功させたいという，共通の目標がある
仕事の分業化・専門化がなされて，各人の職務・権限・責任が明確化されている	→	役割分担を明確にする．個人はそれぞれの作業に責任をもつ．調理においては，各メニューの担当者が責任をもって調理の指示を出せるように技術を磨く
メンバーは，相互に関連，協力の意志と意欲がある（行動の貢献・意欲向上）	→	リーダー，サブリーダー，またはメニューの責任者等を中心に，メンバーが相互に連携し，モチベーションを高める．グループの実習に貢献したい（足を引っ張りたくない）という思いを共有する
組織に共通のルールがある（職務間相互の諸関係規定の作成）	→	実習室の使い方やルールについて再確認し合う
コミュニケーション（意志疎通の融和）	→	調理従事者間での解釈の違いをなくす．たとえば，切さい担当者間で，「せん切り」や「乱切り」の大きさが同程度になるよう調整する．実習の時間だけでなく，実習時間外で意思疎通をはかる機会を多くもつことが重要となる．グループで試作を行うことも必要である

（参考：鈴木久乃，太田和江，定司哲夫編著：給食マネジメント論．第7版，p19-20，第一出版，2011）

つまでに何をするかを計画し，スケジュールを確認しながら，メンバーと協力して進めていく．これらの作業は，実習の時間以外に行うことが多く，サブグループ内のコミュニケーションが重要となる．

c) 組織のマネジメントを円滑に行うために

組織とは，"共通の目的・目標を達成するために2人以上の人が集まり，相互の能力を最大限に発揮するための合理的な体系"である．円滑なマネジメントを行うための組織の要素を，学内の「給食の運営」実習に置き換えて考えると次のようになる（**表 1-7**）．

d) リーダーの役割

リーダーにはさまざまなタイプがある．

目標達成型のリーダーは，①グループのパフォーマンス（生産性や実効力）を高めるた

めに働きかける，②目標達成に向けての進め方や行動を考え，メンバーに伝える，③活動への参加度の低いメンバーに声をかけ，参加度を高める，などの方法でリーダーシップを発揮する．

人間関係重視型のリーダーは，①メンバー同士の人間関係・協力関係がうまくいくように働きかける，②メンバー個々人の抱える問題について一緒に考え，解決をめざす，③メンバーが活動しやすい環境になるよう配慮する，などの方法でリーダーシップを発揮する．

リーダーは責任を果たそうとするあまり，重圧を感じることもある．サブリーダーはリーダーの相談役となり，リーダーを支える役割を担う．

❸厨房設備の基本と主な機器の特徴の理解
【実習1-5　実習室の作業エリアと機器類の把握】

給食の生産（調理）では安全性と効率性が求められる．給食の生産の場である厨房構造と設備の機能を十分に生かすことで効率よく作業ができる．また，厨房においては作業区域が明確にされている．安全な食事づくりとして大量調理施設衛生管理マニュアルに基づき，作業区域，動線，機器の扱い，メンテナンスの方法などを確認して実習することが大切である（具体的な衛生管理の方法などは Chapter 2 ～ 4「衛生管理」の項で行う）．ここでは，給食システムの計画を行うに当たり，事前に厨房内の構造と厨房機器の配置を確認し，大量調理で使う機器の特徴や注意点について確認する（**表1-8**）．

表1-8の記入例
- ステップ1：主な室名として，更衣室，検収室，前室，下処理室，加熱調理室，下膳室，食堂など．
- ステップ2：汚染作業区域（灰色），非汚染作業区域（朱色）〈準清潔作業区域（灰色破線），清潔作業区域（朱色線）〉など．
- ステップ3：表1-8（例）のように番号で記入する．
- ステップ4：各室での作業や注意点，主な厨房機器の特徴や扱い方など．
- ステップ5：主な動線として，作業動線，提供サービス動線，客動線など．

COLUMN
おいしくて安心・安全な給食を提供する場づくりが大切です

厨房設備機器は大量に調理するための機能面だけでなく，「より安全に衛生的に」「よりおいしく」「より省エネ・環境に優しい」「より簡便な操作で」へと社会のニーズに応えるべく進化している．最近ではライブキッチンなど魅せる厨房や高齢社会に対応した調理機器などの開発も期待されている．

管理栄養士・栄養士は最新の厨房設備機器の展示会などに足を運んだり情報交換したりする場を作り，日々厨房を使用するスタッフと施設の厨房設備機器を効率よく効果的に使用する方法やレシピ改良などを話し合う機会として役立ててほしい．

表 1-8 ● 実習室の作業区域と機器類の把握（例）

ステップ1：厨房の図面を書き、各部屋の名称を書き入れましょう。
ステップ2：作業区域に色を塗りましょう。
ステップ3：主な設備調理機器の場所に□を書き、番号を入れましょう。

ステップ4：各室での作業内容、厨房機器の特徴、使用方法、注意点などを記入しましょう。
＊ステップ3で書き入れた番号に該当する設備や機器名を入れましょう。
ステップ5：主な動線として、作業動線、提供サービス動線、容勤線などを入れましょう。

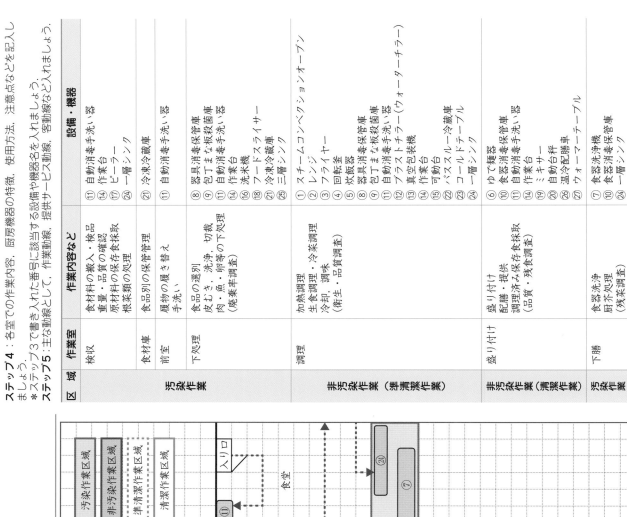

区域	作業室	作業内容など	設備・機器
汚染作業	検収	食材料の搬入・検品 重量・品質の確認 原材料の保存食採取 根菜類の下処理	⑪自動消毒手洗い器 ⑭作業台 ⑰ピーラー ㉔一層シンク
	食材庫	食品別の保管管理	㉑冷凍冷蔵庫
	前室	履物の履き替え 手洗い	⑪自動消毒手洗い器
	下処理	食品の選別 皮むき、洗浄、切裁 肉・魚・卵等の下処理 （廃棄率調査）	⑧器具消毒保管庫 ⑨包丁まな板殺菌庫 ⑪自動消毒手洗い器 ⑭作業台 ⑯洗米機 ⑱フードスライサー ㉑冷凍冷蔵庫 ㉕三層シンク
非汚染作業（準清潔作業）	調理	加熱調理・冷菜調理 生食調理、調味 冷却 （衛生・品質調査）	①スチームコンベクションオーブン ②レンジ ③フライヤー ④回転釜 ⑤炊飯器 ⑧器具消毒保管庫 ⑨包丁まな板殺菌庫 ⑪自動消毒手洗い器 ⑫ブラストチラー（ウォーターチラー） ⑬真空包装機 ⑭作業台 ⑮可動台 ㉒パススルー冷蔵庫 ㉓コールドテーブル ㉔一層シンク
非汚染作業（清潔作業）	盛り付け	盛り付け 配膳・提供 調理済み保存食採取 （品質・残食調査）	⑥ゆで麺器 ⑩食器消毒保管庫 ⑭作業台 ⑲ミキサー ⑳自動台秤 ㉖温冷配膳車 ㉗ウォーマーテーブル
汚染作業	下膳	食器洗浄 厨芥処理 （残菜調査）	⑦食器洗浄機 ⑩食器消毒保管庫 ㉔一層シンク

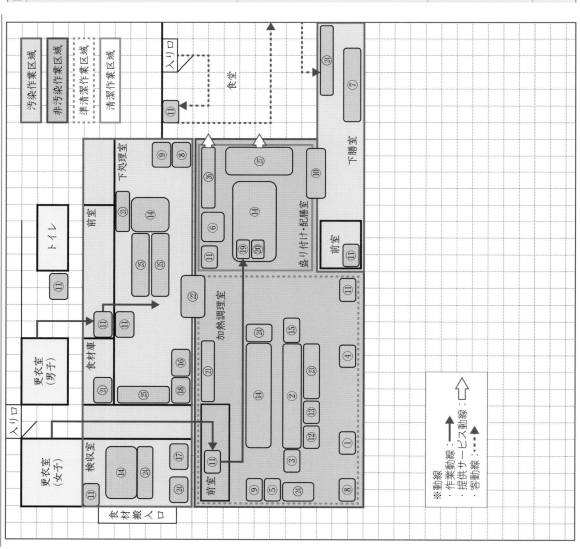

※動線
・作業動線：——
・提供サービス動線：┈┈
・容勤線：┈┈

汚染作業区域
非汚染作業区域
準清潔作業区域
清潔作業区域

計画（plan）

- ●食事摂取基準を活用して，給食対象者の給与栄養目標量を決定できる．
- ●給与栄養目標量，喫食者の嗜好等を踏まえ，給食の条件（設備，食材料費，調理従事者の技術と人数）に応じた食品構成の立案，期間献立の作成ができる．
- ●定められた作業区域・時間・作業人員内で献立内容と食数（100 食以上）に応じた調理作業を計画できる．
- ●生産（調理）および提供サービスにおける品質管理を計画できる．
- ●食材料購入の方法を理解し，購買計画が立案できる．
- ●献立と食数に応じた食材料の発注書の作成ができる．
- ●衛生管理の方法を理解し，実施とその記録（帳票管理）が作成できる．
- ●設備条件および献立に応じた重要管理点（critical control point；CCP）の設定と管理方法の検討ができる．

　本 Chapter は，「給食の運営」に関わる基本（対象者および対象集団の栄養アセスメント結果）に応じた品質の食事の計画と提供のための技術についてまとめている．

　食事提供を通じて適切な栄養管理を実施するために，対象者および対象集団の栄養アセスメント結果に応じた品質の食事の計画と提供のための技術を修得し，食材料管理，作業管理，生産管理，衛生管理などサブシステムに展開していくことを理解する．

1. 栄養管理と品質管理

1）食事摂取基準の活用と給与量の目標設定

　「日本人の食事摂取基準（2020 年版）」を活用し，対象とする集団に適した給与栄養目標量を設定する．

❶給与栄養目標量の設定
　【 実習 2-1 　1 日の給与栄養目標量の設定， 実習 2-2 　昼食で提供する栄養量の設定】

a）給与栄養目標量の設定
　設定した給与エネルギー目標量に基づき，たんぱく質，脂質，炭水化物，ビタミン，ミネラルの各給与目標量を設定する．本書では，表 2-1 のように設定した．

b）昼食で提供する栄養量の設定
　昼食で提供する栄養量が 1 日のどれくらいかを示す明確な基準はない．「日本人の食事摂取基準（2010 年版）」には，1 日のうちの一部の食事を提供する場合，提供する集団のエネルギーおよび栄養素摂取量を把握し，そのうちで給食が給与する割合をエネルギーと主要な栄養素について決定し，食事計画を決定する，とある．健康な成人男性における食事のエネルギー配分を検討した報告では，平日の朝食，昼食，夕食，間食のエネルギー配分が

表 2-1 ● エネルギーと主な栄養素の 1 日あたり，昼食あたりの給与栄養目標量（例）

		1 日あたり	昼食（35%）	備 考
エネルギー	（kcal）	2,100 （1,890 〜 2,310）	750 （660 〜 810）	（± 10% の範囲）
たんぱく質	（g）	68.0 〜 105.0	24.0 〜 37.0	13% E 〜 20% E
脂質	（g）	47.0 〜 70.0	16.0 〜 25.0	20% E 〜 30% E
炭水化物	（g）	263.0 〜 341.0	92.0 〜 120.0	50% E 〜 65% E
食物繊維	（g）	20.0 以上	7.0 以上	DG
食塩相当量	（g）	7.0 未満	2.5 未満	DG
カルシウム	（mg）	650 〜 2,500 （800）	230 〜 875 （280）	EAR 〜 UL （RDA）
鉄	（mg）	9.0 〜 40.0 （10.5）	3.2 〜 14.0 （3.7）	EAR 〜 UL （RDA）
ビタミン A	（μgRAE）	650 〜 2,700 （900）	230 〜 945 （315）	EAR 〜 UL （RDA）
ビタミン B$_1$	（mg）	1.20（1.40）以上	0.40（0.50）以上	EAR（RDA）以上
ビタミン B$_2$	（mg）	1.30（1.60）以上	0.50（0.60）以上	EAR（RDA）以上
ビタミン C	（mg）	85（100）以上	30（35）以上	EAR（RDA）以上

食事計画に当たって考慮するエネルギーおよび栄養素の優先順位：①エネルギー，②たんぱく質，③脂質（% E），炭水化物（エネルギー，たんぱく質，脂質が決まると自動的に炭水化物の % E が決定する），④ビタミン A，B$_1$，B$_2$，C，カルシウム，鉄，⑤飽和脂肪酸，食物繊維，ナトリウム（食塩），カリウム，⑥その他の栄養素で対象集団にとって重要であると判断されるもの．したがって，食塩相当量は目標量として柔軟に考える．

18%，34%，40%，8% であったことから，本書では昼食の配分を 35% とした（表 2-1）．

❷食品構成の立案【実習 2-3　食品構成の立案】

a) 食品群別荷重平均成分表

　食品群別荷重平均成分表とは，各食品群の使用比率により，100 g あたりの栄養成分を示したものである．使用する食品は給食施設ごとに違いがあるため，食品群別荷重平均成分表も施設ごとに作成することが望ましい．作成が困難な場合は，国民健康・栄養調査および食糧需給表を参考に作成するか，公表されている似通った集団のものを使用してもよい．

食品群別荷重平均成分表の作成手順

　① 年間の実施献立より，食品ごとの純使用量を合計する．

　② 食品を食品分類表に基づいて食品群に分類する（**表 2-2**）．

　③ 食品群ごとに各食品の使用比率を求める．

　④ 使用比率を用いて栄養価を計算し合計する．

　食品群別荷重平均成分値を求めるために，まず純使用量を合計し，次にそれぞれの食品が占める使用比率

　　% ：純使用量（kg）÷純使用量合計（kg）× 100

を求める．得られた使用比率を用いて，各食品群の荷重平均成分値を算出する．例として，「いも類」について使用重量を仮定し算定した作成例を**表 2-3**に示す．

　このような手順を繰り返して 18 食品群それぞれの荷重平均成分値を算出しまとめたものが，食品群別荷重平均成分表である（**表 2-4**）．

b) 食品構成

　食品構成とは，ある一定期間（1 か月程度）において，望ましいエネルギーと栄養素摂取が得られるように，どのような食品や食品群をどの程度摂取すべきかの目安量を食品群別に 1 日（1 食）あたりの量で示したものであり，バランスのよい献立を作成するために活用する．したがって，ある 1 日（1 食）ですべての食品群を網羅し，規定どおりの重量を使用しなければならない，というわけではなく，一定期間で平均した場合に設定値に適合していればよい．

食品構成表の作成手順

　① 主食を配分する．

　② 動物性たんぱく質を配分する．

表2-2 ●食品分類表（例）

食品群別		食品名
穀類	米	精白米，もち米，胚芽米，強化米，もちなど
	パン類	食パン，コッペパン，フランスパン，ロールパン，クロワッサンなど
	めん類	うどん，そば，中華めん，乾めん，スパゲティ，マカロニなど
	その他穀類	小麦粉，パン粉，焼きふ，上新粉，ビーフン，白玉粉，コーンフレークなど
いも類	いも	さつまいも，さといも，じゃがいも，やまのいもなど
	いも加工品	こんにゃく，しらたき，でん粉，はるさめ，タピオカパールなど
砂糖および甘味料		上白糖，粉あめ，はちみつ，ジャム，マーマレードなど
豆類	大豆製品	豆腐，油揚，生揚，納豆，凍り豆腐，おから，豆乳，湯葉など
	大豆・その他の豆類	大豆，きなこ，あずき，えんどう（乾），そらまめ，うずら豆，うぐいす豆など
種実類		アーモンド，ぎんなん，くり，くるみ，けし，ごま，ピーナッツなど
野菜類	緑黄色野菜	かぼちゃ，しゅんぎく，にんじん，ほうれんそう，トマト，ピーマン，さやいんげん，さやえんどうなど
	その他の野菜	キャベツ，きゅうり，大根，たまねぎ，はくさい，切干し大根，（生）えんどうまめ，グリンピース，（生）そらまめ，むきえだまめなど
	野菜漬物	しば漬，たくあん，福神漬，奈良漬など
果実類	果実	いちご，グレープフルーツ，バナナ，みかん，りんごなど
	果実加工品	缶詰，干しがき，干しぶどう，果肉飲料，濃縮果汁など
きのこ類		えのきたけ，生しいたけ，干ししいたけ，ほんしめじ，マッシュルームなど
藻類		のり，ひじき，わかめ，昆布，寒天，昆布佃煮など
魚介類	魚介類（生）	生魚など
	干物塩蔵缶詰	佃煮，乾物，塩もの，たらこ，生干し魚，半干し魚，味付缶詰など
	練り製品	かまぼこ，ちくわ，さつま揚げ，魚肉ハム，魚肉ソーセージなど
肉類	肉類（生）	牛肉，豚肉，鶏肉，鯨肉など
	肉加工品	ハム，ベーコン，ソーセージ，ウインナー，フランクフルト，焼き豚など
卵類		鶏卵，うずら卵など
乳類	牛乳	普通牛乳，加工乳など
	乳製品	チーズ，ヨーグルト，粉乳，練乳，アイスクリーム，クリーム，乳飲料など
油脂類	植物性	オリーブ油，ごま油，大豆油，なたね油，マーガリン，マヨネーズなど
	動物性	牛脂，ラード，バターなど
調味料類	食塩	（調理用）
	しょうゆ	こいくちしょうゆ，うすくちしょうゆなど
	みそ	甘みそ，淡色辛みそ，赤色辛みそ，麦みそなど
	その他の調味料	酢，ソース，みりん，ケチャップ，カレールウ，ポン酢など

（社団法人大阪府栄養士会：病院及び介護保健施設における栄養管理指針ハンドブック2013．p43，2013）

表2-3 ●いも類の使用比率と荷重平均成分値算出表（例）

食品名	使用重量（kg）	使用比率（%）	エネルギー（kcal）	たんぱく質（g）	脂質（g）	炭水化物（g）	食物繊維（g）
じゃがいも	157	43	32.7	0.69	0.04	7.57	0.56
さつまいも	81	22	29.5	0.26	0.04	7.02	0.48
さといも	77	21	12.2	0.32	0.02	2.75	0.48
ながいも	50	14	9.1	0.31	0.04	1.95	0.14
計（丸め数値）	365	100	83	1.6	0.2	19.3	1.7

食品名	食塩相当量（g）	カルシウム（mg）	鉄（mg）	ビタミンA（μgRAE）	ビタミンB$_1$（mg）	ビタミンB$_2$（mg）	ビタミンC（mg）
じゃがいも	0	1.3	0.17	0.0	0.039	0.013	15.1
さつまいも	0	7.9	0.13	0.4	0.024	0.009	6.4
さといも	0	2.1	0.11	0.0	0.015	0.004	1.3
ながいも	0	2.4	0.06	0.0	0.014	0.003	0.8
計（丸め数値）	0.0	14	0.5	0	0.09	0.03	24

③ 植物性食品を配分する．

④ 油脂類，種実類を配分する．

　ここでは，給与栄養目標量（表2-1）をもとに，例として昼食750 kcalの食品構成を作成する．

表2-4 ●食品群別荷重平均成分表（例）

（可食部100gあたり）

		エネルギー (kcal)	たんぱく質 (g)	脂質 (g)	炭水化物 (g)	食物繊維 (g)	食塩相当量 (g)	カルシウム (mg)	鉄 (mg)	ビタミンA (μgRAE)	ビタミンB₁ (mg)	ビタミンB₂ (mg)	ビタミンC (mg)
穀類	米	358	6.1	0.9	77.6	0.5	0.0	5	0.8	0	0.08	0.08	1
	パン類	296	9.8	6.3	50.0	2.2	0.0	35	0.7	9	0.09	0.09	1
	めん類	173	5.4	0.9	34.3	1.5	0.0	11	0.6	2	0.03	0.06	2
	その他穀類	369	10.5	3.2	72.1	2.6	0.0	41	0.8	2	0.22	0.12	1
いも類	いも	83	1.6	0.2	19.3	1.7	0.0	14	0.5	0	0.09	0.03	24
	いも加工品	177	0.2	0.2	44.1	2.7	0.0	43	0.4	0	0.00	0.00	0
砂糖および甘味料		349	0.1	0.0	89.3	0.4	0.0	3	0.1	0	0.00	0.00	2
豆類	大豆製品	120	8.5	8.4	2.3	0.9	0.1	154	1.4	0	0.08	0.03	0
	大豆・その他の豆類	273	17.8	5.8	37.7	13.3	0.0	125	3.9	1	0.48	0.14	0
種実類		521	17.9	44.1	22.0	10.2	0.0	808	7.1	5	0.40	0.27	4
野菜類	緑黄色野菜	31	1.8	0.2	6.5	2.6	0.0	58	1.0	319	0.09	0.12	38
	その他の野菜	25	1.1	0.2	5.6	1.7	0.3	32	0.3	10	0.04	0.03	18
	野菜漬物	64	2.1	0.3	14.5	3.4	4.6	63	1.9	56	0.08	0.04	9
果実類	果実	60	0.9	0.1	15.5	1.3	0.0	16	0.2	8	0.05	0.03	37
	果実加工品	82	0.4	0.1	19.9	1.1	0.0	4	0.2	10	0.02	0.02	4
きのこ類		23	3.3	0.5	7.1	4.9	0.0	2	0.5	0	0.16	0.22	0
藻類		110	9.9	1.2	22.5	9.4	5.0	174	3.1	70	0.10	0.22	5
魚介類	魚介類（生）	146	19.2	6.8	0.2	0.0	0.3	34	0.6	49	0.10	0.18	1
	干物塩蔵缶詰	209	24.3	11.5	1.3	0.0	1.2	60	1.0	23	0.11	0.11	1
	練り製品	103	12.1	1.3	10.8	0.0	2.2	61	0.5	8	0.02	0.05	0
肉類	肉類（生）	171	19.7	9.3	0.1	0.0	0.1	5	0.8	12	0.38	0.19	2
	肉加工品	241	15.0	19.3	2.0	0.0	2.3	8	0.7	1	0.51	0.14	39
卵類		149	12.2	10.2	0.3	0.0	0.5	50	1.8	153	0.06	0.42	0
乳類	牛乳	67	3.3	3.8	4.8	0.0	0.1	110	0.0	38	0.04	0.15	1
	乳製品	98	6.9	3.4	9.7	0.0	0.3	222	0.1	32	0.12	0.29	1
油脂類	植物性	775	0.7	83.5	1.9	0.0	1.0	4	0.1	6	0.01	0.02	0
	動物性	747	0.6	81.2	0.2	0.0	1.7	15	0.1	552	0.01	0.03	0
調味料類	食塩	0	0.0	0.0	0.0	0.0	99.1	22	0.0	0	0.00	0.00	0
	しょうゆ	61	6.6	0.0	8.8	0.0	13.8	26	1.4	0	0.05	0.14	0
	みそ	195	12.1	5.4	24.5	4.9	11.5	102	3.9	0	0.03	0.10	0
	その他の調味料	143	2.4	2.1	24.8	0.5	5.2	17	0.5	7	0.02	0.04	2

病院及び介護保健施設における栄養管理指針ハンドブック2013の使用比率を参照し、「日本食品標準成分表2015年版（七訂）」を用いて算出.

表 2-5 ● 食品構成表の作成（例）

主食の配分

月	火	水	木	金	土	日
米	米	めん類	米	米	米	米

食品構成の値

	1 食あたり重量（g）	1 週間あたりの回数（回）	1 週間の合計（g）	/7 日（g）	丸め数値（g）
米類	90	6	540	77.1	80
パン類	90	0.5	45	6.4	6
めん類（乾）	70	1	70	10.0	10

栄養価の計算

		重量（g）	エネルギー（kcal）	たんぱく質（g）	脂質（g）	炭水化物（g）	食物繊維（g）	食塩相当量（g）
穀類	米	80	286	4.9	0.7	62.1	0.4	0.0
	めん類	10	17	0.5	0.1	3.4	0.2	0.0
	パン類	6	18	0.6	0.4	3.0	0.1	0.0
	その他穀類	3	11	0.3	0.1	2.2	0.1	0.0
	計	89						

カルシウム（mg）	鉄（mg）	ビタミン A（μgRAE）	ビタミン B$_1$（mg）	ビタミン B$_2$（mg）	ビタミン C（mg）
2	0.6	0	0.06	0.06	1
1	0.1	0	0.00	0.01	0
2	0.0	1	0.00	0.01	0
1	0.0	0	0.01	0.00	0

① 主食を配分する

穀類エネルギー比 45% とすると，

750 kcal × 45%＝337.5 kcal ≒ 340 kcal

である．

主食が飯の献立の場合，340 kcal 分の主食の米重量を食品群別荷重平均成分表（**表2-4**）を用い算出すると，

340 kcal ÷ 358 kcal＝0.96 ⇒米 95 g

が目安となり，丸め値として 90 g と設定する．

ここでは，1 週間の主食の配分を**表 2-5**（上）のように仮定する．

米の主食が 6 回，めん類の主食が 1 回，1 週間の主食の予定表には出てこないが，2 週間に 1 度程度はパン類が主食となる献立が予定されているとする．1 週間に，米 90 g × 6回，めん類 1 人前 70 g〔（乾）に換算〕× 1 回，パン類 90 g × 0.5 回とし，それぞれの合計を 7 食で割ると食品構成の値が得られる（表 2-5 中）．

得られた値と食品群別荷重平均成分表を用いて，栄養価を計算する（表 2-5 下）．

② 動物性たんぱく質を配分する

主なたんぱく質供給源となる食品群は，肉類，魚類，卵類，豆類，乳類であり，豆類のみが植物性たんぱく質供給源である．動物性たんぱく質はたんぱく質の 45% 程度とし，主食の手順と同様に，1 食あたりの使用量と使用頻度より食品構成の値を設定する．

③ 植物性食品を配分する

続いて植物性食品を決める．手法は同様である．「野菜を 1 日に 350 g，そのうち 130g は緑黄色野菜で（健康日本 21）」「果物は 1 日 200 g（食事バランスガイド）」といった指標も考慮する．

④ 油脂類，種実類を配分する

同様に，1 食あたりの使用量や使用頻度より，油脂類や種実類の重量を決定する．

⑤ 全体を調整する

最後に全体をまとめ，まだ配分していない「砂糖および甘味料」「調味料類」を，給与栄養目標量に適合するように配分する．

健康日本 21（第二次）における健康増進に関する基本的な方向
①健康寿命の延伸と健康格差の縮小，②生活習慣病の発症予防と重症化予防の徹底〔NCD（非感染性疾患）の予防〕，③社会生活を営むために必要な機能の維持および向上，④健康を支え，守るための社会環境の整備，⑤栄養・食生活，身体活動・運動，休養，飲酒，喫煙，歯・口腔の健康に関する生活習慣の改善および社会環境の改善（厚生労働省：健康日本 21（第二次）参考資料スライド集より）．

表2-6 ● 昼食 750 kcal の食品構成表（例）

食品群		重量 (g)	エネルギー (kcal)	たんぱく質 (g)	脂質 (g)	炭水化物 (g)	食物繊維 (g)	食塩相当量 (g)	カルシウム (mg)	鉄 (mg)	ビタミンA (μgRAE)	ビタミンB₁ (mg)	ビタミンB₂ (mg)	ビタミンC (mg)
穀類	米	80	286	4.9	0.7	62.1	0.4	0.0	4	0.6	0	0.06	0.06	1
	パン類	6	15	0.5	0.3	2.5	0.1	0.0	2	0.0	0	0.00	0.00	0
	めん類（乾）	10	8	0.6	0.4	3.0	0.1	0.0	2	0.0	1	0.00	0.01	0
	その他穀類	3	11	0.3	0.1	2.2	0.1	0.0	1	0.0	0	0.01	0.00	0
いも類	いも	25	21	0.4	0.0	4.8	0.4	0.0	3	0.1	0	0.02	0.01	6
	いも加工品	4	7	0.0	0.0	1.8	0.1	0.0	2	0.0	0	0.00	0.00	0
砂糖および甘味料		6	21	0.0	0.0	5.4	0.0	0.0	0	0.0	0	0.00	0.00	0
豆類	大豆製品	35	42	3.0	2.9	0.8	0.3	0.0	54	0.5	0	0.03	0.01	0
	大豆・その他の豆類	10	27	1.8	0.6	3.8	1.3	0.0	13	0.4	0	0.05	0.01	0
種実類		0.5	3	0.1	0.2	0.1	0.1	0.0	4	0.0	0	0.00	0.00	0
野菜類	緑黄色野菜	65	20	1.2	0.2	4.2	1.7	0.0	38	0.6	207	0.06	0.08	25
	その他の野菜	90	23	1.0	0.1	5.1	1.5	0.3	29	0.3	9	0.03	0.03	16
	野菜漬物	1	1	0.0	0.0	0.1	0.0	0.0	1	0.0	1	0.00	0.00	0
果実類	果実	60	36	0.5	0.1	9.3	0.8	0.0	9	0.1	5	0.03	0.02	22
	果実加工品	10	8	0.0	0.0	2.0	0.1	0.0	0	0.0	1	0.00	0.00	0
きのこ類		5	1	0.2	0.0	0.4	0.2	0.0	0	0.0	0	0.01	0.01	0
藻類		1	1	0.1	0.0	0.2	0.1	0.1	2	0.0	1	0.00	0.00	0
魚介類	魚介類（生）	25	36	4.8	1.7	0.1	0.0	0.1	8	0.2	12	0.02	0.05	0
	干物塩蔵缶詰	1	2	0.2	0.1	0.0	0.0	0.0	1	0.0	0	0.00	0.00	0
	練り製品	3	3	0.4	0.0	0.3	0.0	0.1	2	0.0	0	0.00	0.00	0
肉類	肉類（生）	35	60	6.9	3.3	0.1	0.0	0.0	2	0.3	4	0.13	0.07	1
	肉加工品	2	5	0.3	0.4	0.0	0.0	0.0	0	0.0	0	0.01	0.00	1
卵類		10	15	1.2	1.0	0.0	0.0	0.0	5	0.2	15	0.01	0.04	0
乳類	牛乳	30	20	1.0	1.1	1.4	0.0	0.0	33	0.0	11	0.01	0.05	0
	乳製品	10	10	0.7	0.3	1.0	0.0	0.0	22	0.0	3	0.01	0.03	0
油脂類	植物性	4	31	0.0	3.3	0.1	0.0	0.0	0	0.0	0	0.00	0.00	0
	動物性	3	22	0.0	2.4	0.0	0.0	0.1	0	0.0	17	0.00	0.00	0
調味料類	食塩	0.5	0	0.0	0.0	0.0	0.0	0.5	0	0.0	0	0.00	0.00	0
	しょうゆ	6	4	0.4	0.0	0.4	0.0	0.8	2	0.1	0	0.00	0.01	0
	みそ	2	4	0.2	0.1	0.5	0.1	0.2	2	0.1	0	0.00	0.00	0
	その他の調味料	9	13	0.2	0.2	2.2	0.1	0.5	2	0.0	1	0.00	0.00	0
合 計		552	766	31.0	19.8	113.9	7.6	2.9	242	3.8	288	0.51	0.50	73
給与栄養目標値			750 (660~810)	24.0~37.0	16.0 ~25.0	92.0 ~120.0	7.0 以上	2.5 未満	230~875 (280)	3.2~14.0 (3.7)	230~945 (315)	0.40(0.50) 以上	0.50(0.60) 以上	30 (35) 以上

エネルギーの（　）は±10%の範囲を、給与栄養量の（　）はRDAを示す．食塩相当量は目標量として柔軟に考える．

表2-7 ● 献立作成基準（例）

料理区分	食 品	1食の目安	頻 度
主食	米	S：150 g，M：200 g，L：250 g	毎日
主菜	肉 魚 豆腐 卵	50〜100 g 50〜100 g 100 g 50	2〜3回／週 2〜3回／週 2回／週 2回／週
副菜	緑黄色野菜 その他の野菜 いも	40 g 80 g（小鉢1つで70 g程度） 60 g	毎日 毎日 毎日
汁物	野菜，海藻		毎日
果物 （デザート）	果物 乳製品	50〜100 g 50〜100 g	適宜 適宜

（平田亜古・石田裕美：給食経営管理論．鈴木久乃，小林幸子，君羅満，石田裕美編．第1版，p53，南江堂，2007を改変．）

以上の手順により作成した昼食750 kcalの食品構成表を**表2-6**に示す．

2）献立作成基準

設定した給与栄養目標量に沿った献立を立案するために，給与栄養目標量を朝食，昼食，夕食，間食などに配分し，主食，主菜，副菜の主材料の使用頻度，提供量，食品構成などを設定する．

❶給食の条件（設備，食材料費，調理従業者の技術と人数）に応じた献立作成基準の立案【実習2-4　献立作成基準の立案】

食事計画には，対象者の把握や給与栄養量に加えて，施設の供食方法（回数，食数，形態）や財務，調理設備，調理従事者の技術や人数を考慮する必要がある．

a）供食形態

供食形態には，単一献立方式，複数献立方式，カフェテリア方式などがあり，施設により提供回数は1回〜複数回，食数は施設規模により異なる．基本となる定食の料理パターン（一汁三菜，一汁二菜など）についても決めておく必要がある．さらに，料理区分の1食あたりの分量の目安についてもあらかじめ設定しておく（**表2-7**）．これらについて，施設の状況を把握し，実現可能な方法を決定する．

b）その他の条件

献立作成においては，厨房の設備や調理職員数とその能力についても考慮しなければならない．加熱調理機器（コンロやスチームコンベクションオーブンなど）の数や能力，鍋や什器，食器具の種類や数，調理職員の配置と作業配分について，効率，品質，衛生面から，無理のない献立を作成する必要がある．

供食形態
単一献立方式：単一定食（定食型の献立1種類）の提供方法．複数献立方式：複数献立（2種類以上の定食，または1種類の定食と複数の一品料理）の提供方法．カフェテリア：提供される料理を自由に選択できる提供方法．

3）献立作成と設計品質

❶期間献立の作成【実習2-5　期間献立（実習期間中）の作成】

1サイクルの献立を期間献立という．1サイクルは通常2週間〜1か月程度であるが，施設に合わせて設定する．サイクルメニューとは，期間献立を繰り返し運用する方法だが，その場合，旬の食材料や行事食を取り入れ，実施献立の評価を反映しながら運用する．そのため，行事食は年間計画を作成する（**表2-8**）．

本書では，一例として期間献立計画の作成（**表2-9**）と1週間の期間献立（昼食）（**表2-10**）を示す．

期間献立の作成手順
① 料理様式を決める．
② 主食を決める．行事食，ご飯以外の日を先に決める．

表 2-8 ● 主な年間行事と料理

行事名	月　日	主な料理
正月	1月1日〜3日	雑煮，お節料理，屠蘇（とそ）
七草粥	1月7日	七草粥
鏡開き	1月11日	汁粉，揚げもち，あんころもち
節分	2月3日	煎り豆，巻きずし，いわしの塩焼き
桃の節句	3月3日	ちらしずし，はまぐりの潮汁，ひしもち，ひなあられ，白酒
彼岸	春分の日，秋分の日を中日とした1週間	おはぎ，精進料理，彼岸だんご
端午の節句	5月5日	ちまき，鯛のかぶと煮，かしわもち，草もち
七夕	7月7日	そうめん，五目ずし
土用	7月丑の日	うなぎの蒲焼
月見	旧暦8月15日，9月15日	月見だんご，さといも
冬至	12月22日または23日	あずき粥，ゆず，かぼちゃ煮
クリスマス	12月24，25日	クリスマスケーキ，チキン
大晦日	12月31日	年越しそば

表 2-9 ● 期間献立（例）

		1日目	2日目	3日目	4日目	5日目	6日目	7日目
様式	和	○	○		○		○	
	洋			○				○
	中					○		
主食名		ご飯	ご飯	めん	ご飯	ご飯	ご飯	ご飯
主菜	主材料 牛肉			○	○			
	豚肉	○		○				
	鶏肉						○	
	魚		○					○
	卵					○		
	豆腐				○			
	調理法 煮る	○		○				
	焼く		○			○		○
	揚げる						○	
	その他				○			
副菜	緑黄色野菜			○	○		○	○
	その他の野菜	○	○	○		○		
	いも類		○					○
	海藻類	○				○		
	きのこ類				○		○	

③ 主菜の主材料（たんぱく質食品）を決める．

④ 主菜の調理法を決める．

⑤ ③と④に合った料理名を決める．

⑥ 主食，主菜に合わせて副菜を決める．栄養面や喫食者の満足（味，量など）に配慮する．

⑦ 汁物を決める．食塩相当量が高くなるので，毎食つける必要はない．

⑧ 果物やデザートを必要に応じて配分する．

表 2-10 ● 期間献立（例）

	1日目	2日目	3日目	4日目	5日目	6日目	7日目
主食	ご飯	ご飯	パスタ	ご飯	チャーハン	ご飯	ご飯
主菜	肉じゃが	さばの塩焼き	ミートソーススパゲティ	牛肉と豆腐の炒め物	天津飯	鶏のから揚げ	さけのムニエル
副菜	きゅうりの酢の物	さといものサラダ	マセドアンサラダ	かぼちゃの煮物	春雨のごま酢和え	ほうれんそうのお浸し	ビーンズサラダ
汁物	みそ汁	—	クリームスープ	すまし汁	—	—	—
デザート	ミルクゼリー	果物	—	—	フルーツ杏仁	果物	リンゴヨーグルト

表 2-11 ● モデル献立

料理名	食品名	1人分純使用量（g）
ご飯	米	90
肉じゃが	豚ももスライス	50
	じゃがいも	60
	たまねぎ	20
	にんじん	20
	しらたき	20
	かつお・昆布だし	80
	砂糖	2
	みりん	9
	合成清酒	3
	こいくちしょうゆ	12
	調合油	5
	さやいんげん	6
きゅうりの酢の物	きゅうり	50
	食塩	0.1
	カットわかめ	1
	鶏ささ身	10
	いりごま	1
	穀物酢	10
	砂糖	6
豆腐のみそ汁	木綿豆腐	20
	ぶなしめじ	10
	はくさい	10
	こまつな	10
	かつお・昆布だし	130
	淡色辛みそ	8
	葉ねぎ	3
ミルクゼリー	普通牛乳	40
	生クリーム	10
	水	50
	アガー	2
	砂糖	10
	オレンジ	20

表 2-12 ● 食品使用量の目安

食品群	食品名	料理名	1人あたりの純使用量の目安（g）
穀類	米	ご飯	70〜90
いも類	じゃがいも	肉じゃが	50〜100
		ポテトサラダ	60〜80
		粉ふきいも（付け合せ）	50〜60
		みそ汁	30〜40
	さといも	煮ころがし	80〜100
豆類	豆腐	麻婆豆腐	150〜200
		揚げ出し豆腐	70〜100
		みそ汁	20〜30
	大豆（乾）	煮豆	10〜15
野菜類	ほうれんそう	お浸し・和え物	50〜60
	にんじん	きんぴらごぼう	15〜20
	切干しだいこん	煮物	10程度
	ごぼう	きんぴらごぼう	30〜50
	きゅうり	中華和え	40〜50
藻類	わかめ（乾）	みそ汁	1
	ひじき（乾）	煮物	3
魚介類	さけ（切り身）	ムニエル	60〜80
	さば（切り身）	みそ煮	60〜80
	あじ（1尾）	塩焼き	70〜90
肉類	豚肉	生姜焼き	60〜80
	鶏肉	から揚げ	60〜80
	牛肉	チンジャオロース	50〜60
	ひき肉	ハンバーグ	50〜80

（日本栄養改善学会監修 石田裕美・冨田教代編：管理栄養士養成課程におけるモデルコアカリキュラム準拠 第9巻 給食経営管理論, p26, 医歯薬出版, 2013 より改変）

❷献立作成【実習 2-6 各グループの献立作成】

　献立表には決まった様式はなく，施設で使いやすいものを用いればよい．一般的には，日付，献立名，料理名，食品名，食品重量，予定給与栄養量などが記載される．特定給食施設の場合は，献立表に記載すべき事項が決められているので，管轄省庁が示している様式例を参考にするとよい．

　予定献立の作成は，期間献立に基づいて行う．モデルとして，月曜日の献立を用いる（以下，モデル献立．表 2-11）．

　献立表には，主食，主菜，副菜 1，副菜 2，汁物，果物，デザートの順で記載する．モデル献立では，まず献立表の料理名として「ご飯」，食品として「米」と記入する．献立作成は，食品構成の重量（g）に沿って作成するが，食品構成は一定期間における 1 日（1 食）あたりの重量なので，米の重量に食品構成の「80 g」をそのまま使用するというわけではない．米は 1 食あたり 90 g となる（表 2-5）．

　次に主菜を記載する．主食は，食品構成をもとに重量を決定したが，主菜，副菜に関しては，料理や食品ごとにある程度の使用目安がある．したがって，食品構成に加えて，表 2-12 や 図 2-1 を参考として，それぞれの料理，食品，食品重量を記入する．重量には 1 人分純使用量（可食重量）を記入する．調味料や油，だし汁の重量も記入する．いくつかの料理の調味割合や油の量を表 2-13，2-14 に示す．

　献立作成後は，一定期間の献立を食品群ごとに集計し，設定されている食品構成や栄養価を確認し，必要があれば調整する．期間献立（例）から献立表を作成し，食品構成表にまとめたものが表 2-15 である．

　食事計画に当たって考慮するエネルギーおよび栄養素の優先順位は，表 2-1 の注のとおりである．優先順位を考慮し，数値にこだわりすぎず，食事として成り立つ献立であるかを総合的に検討する．

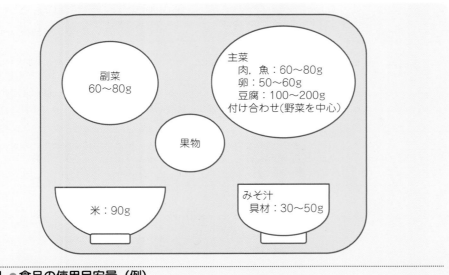

図2-1 ●食品の使用目安量（例）

表2-13 ●主な調味割合

料　理		食　塩	しょうゆ	砂　糖	その他
煮物	煮つけ（野菜）		5〜10	0〜5	だし：10〜50
	煮つけ（魚）		10〜15	1〜4	だし：20〜25，酒：5〜10
焼き物	塩焼き	1〜2			
	照り焼き		7〜10	2.5〜5	片栗粉：たれの3
	ムニエル	1〜1.5			油：5〜7，小麦粉10
	だし巻き卵	0.6〜0.8		0〜5	油：3，だし汁：卵の15〜30
和え物	二杯酢		8〜10		酢：8〜10
	三杯酢	1〜1.5	2〜3	3〜5	酢：8〜10
	ごま和え		7〜10	3〜5	ごま：8〜10
ドレッシング	フレンチ	0.3			酢：4，サラダ油：6，こしょう
	中華		5	1	酢：3，ごま油：2，こしょう
	和風	0.3	2		酢：6，サラダ油：3〜5，こしょう

(西川貴子, ほか：Plan-Do-See にそった給食運営・経営管理実習のてびき. 第4版, p22〜24, 医歯薬出版, 2005)

表2-14 ●炒め物の油の量と揚げ物の吸油率

料理		油の量（％）
炒め物	和風炒め煮	3〜5
	野菜ソテー	3〜5
	チャーハン	5〜6
揚げ物	素揚げ	3〜8
	から揚げ	6〜8
	天ぷら（精進あげ）	15〜25

(西川貴子, ほか：Plan-Do-See にそった給食運営・経営管理実習のてびき. 第4版, p27, 医歯薬出版, 2005)

　これまでは，食品群別荷重平均栄養成分値を用いて栄養価を概算したが，予定献立表では，使用するそれぞれの食品とその重量が明確になっているので，食品成分表を用いて正確な栄養価を計算する．

　モデル献立の予定献立表を**表2-16**に示す．おおむね設定した給与栄養目標量に沿った献立となっているが，モデル献立のように，和食の献立の場合には，脂質が低め，食塩相当量が高めとなることも少なくない．健康に影響するのは習慣的な食事・栄養状況であるので，1日や1食ごとではなく，ある程度の期間（1か月程度）で，給与栄養目標量に見合った献立作成を行う．

表2-15 ● 期間献立（例）の食品構成表

食品群		目標量(g)	重量(g)	エネルギー(kcal)	たんぱく質(g)	脂質(g)	炭水化物(g)	食物繊維(g)	食塩相当量(g)	カルシウム(mg)	鉄(mg)	ビタミンA(μgRAE)	ビタミンB$_1$(mg)	ビタミンB$_2$(mg)	ビタミンC(mg)
穀類	米	80	81	292	5.0	0.7	63.2	0.4	0.0	4	0.6	0	0.07	0.07	1
	パン類	6	0	0	0.0	0.0	0.0	0.0	0.0	0	0.0	0	0.00	0.00	0
	めん類	10	14	25	0.8	0.1	4.9	0.2	0.0	2	0.1	0	0.00	0.01	0
	その他の穀類	3	1	4	0.1	0.0	0.8	0.0	0.0	0	0.0	0	0.00	0.00	0
いも類	いも	25	26	22	0.4	0.0	5.1	0.4	0.0	4	0.1	0	0.02	0.01	6
	いも加工品	4	6	10	0.0	0.0	2.5	0.2	0.0	2	0.0	0	0.00	0.00	0
砂糖および甘味料		6	4	14	0.0	0.0	3.7	0.0	0.0	0	0.0	0	0.00	0.00	0
豆類	大豆製品	35	32	38	2.7	2.7	0.7	0.3	0.0	49	0.4	0	0.03	0.01	0
	大豆・その他の豆類	10	9	23	1.5	0.5	3.2	1.1	0.0	11	0.3	0	0.04	0.01	0
種実類		0.5	0.1	1	0.0	0.1	0.0	0.0	0.0	1	0.0	0	0.00	0.00	0
野菜類	緑黄色野菜	65	65	20	1.2	0.2	4.2	1.7	0.0	37	0.6	206	0.06	0.08	25
	その他の野菜	90	88	22	1.0	0.1	4.9	1.5	0.3	28	0.3	9	0.03	0.03	16
	野菜漬物	1	1	1	0.0	0.0	0.2	0.0	0.1	1	0.0	1	0.00	0.00	0
果実類	果実	60	58	35	0.5	0.1	9.1	0.8	0.0	9	0.1	5	0.03	0.02	21
	果実加工品	10	8	6	0.0	0.0	1.6	0.1	0.0	0	0.0	1	0.00	0.00	0
きのこ類		5	5	1	0.2	0.0	0.4	0.2	0.0	0	0.0	0	0.01	0.01	0
藻類		1	1	1	0.1	0.0	0.1	0.1	0.0	1	0.0	0	0.00	0.00	0
魚介類	魚介類（生）	25	26	37	4.9	1.7	0.1	0.0	0.1	9	0.2	13	0.03	0.05	0
	干物塩蔵缶詰	1	0	0	0.0	0.0	0.0	0.0	0.0	0	0.0	0	0.00	0.00	0
	練り製品	3	4	4	0.5	0.1	0.5	0.0	0.1	3	0.0	0	0.00	0.00	0
肉類	肉類（生）	35	42	72	8.3	3.9	0.1	0.0	0.1	2	0.3	5	0.16	0.08	1
	肉加工品	2	1	2	0.1	0.2	0.0	0.0	0.0	0	0.0	0	0.00	0.00	0
卵類		10	9	13	1.0	0.9	0.0	0.0	0.0	4	0.2	13	0.01	0.04	0
乳類	牛乳	30	30	20	1.0	1.1	1.4	0.0	0.0	33	0.0	11	0.01	0.05	0
	乳製品	10	10	10	0.7	0.3	1.0	0.0	0.0	22	0.0	3	0.01	0.03	0
油脂類	植物性	4	5	39	0.0	4.2	0.1	0.0	0.0	0	0.0	0	0.00	0.00	0
	動物性	3	2	12	0.0	1.3	0.0	0.0	0.0	0	0.0	9	0.00	0.00	0
調味料類	食塩	0.5	0.5	0	0.0	0.0	0.0	0.0	0.5	0	0.0	0	0.00	0.00	0
	しょうゆ	6	7	4	0.5	0.0	0.6	0.0	1.0	2	0.1	0	0.00	0.01	0
	みそ	2	2	3	0.2	0.1	0.4	0.1	0.2	2	0.1	0	0.00	0.00	0
	その他の調味料	9	8	11	0.2	0.2	2.0	0.0	0.4	1	0.0	1	0.00	0.00	0
合　計		548	545	744	31.0	18.6	110.8	7.2	2.9	229	3.7	277	0.52	0.50	72
給与栄養目標値				750(660~810)	24.0~37.0	16.0~25.0	92.0~120.0	7.0以上	2.5未満	230~875(280)	3.2~14.0(3.7)	230~945(315)	0.40(0.50)以上	0.50(0.60)以上	30(35)以上

エネルギーの（ ）は±10%の範囲を，給与栄養目標量の（ ）はRDAを示す.

表 2-16 ● モデル献立の予定献立表

料理名	食品名	1人分純使用量(g)	エネルギー(kcal)	たんぱく質(g)	脂質(g)	炭水化物(g)	食物繊維(g)	食塩相当量(g)	カルシウム(mg)	鉄(mg)	ビタミンA(μgRAE)	ビタミンB₁(mg)	ビタミンB₂(mg)	ビタミンC(mg)
ご飯	米	90	322	5.5	0.8	69.7	0.5	0.0	5	0.7	0	0.07	0.02	0
肉じゃが	豚ももスライス	50	92	10.3	5.1	0.2	0.0	0.0	3	0.4	3	0.45	0.11	1
	じゃがいも	60	46	1.0	0.1	10.6	0.8	0.0	2	0.2	0	0.05	0.02	21
	たまねぎ	20	7	0.2	0.0	1.8	0.3	0.0	4	0.0	0	0.01	0.00	2
	にんじん	20	8	0.1	0.0	1.9	0.6	0.0	6	0.0	144	0.01	0.01	1
	しらたき	20	1	0.0	0.0	0.6	0.6	0.0	15	0.1	0	0.00	0.00	0
	かつお・昆布だし	80	2	0.2	0.0	0.2	0.0	0.1	2	0.0	0	0.01	0.01	0
	砂糖	2	8	0.0	0.0	2.0	0.0	0.0	0	0.0	0	0.00	0.00	0
	みりん	9	22	0.0	0.0	3.9	0.0	0.0	0	0.0	0	0.00	0.00	0
	合成清酒	3	3	0.0	0.0	0.2	0.0	0.0	0	0.0	0	0.00	0.00	0
	こいくちしょうゆ	12	9	0.9	0.0	1.2	0.0	1.7	3	0.2	0	0.01	0.02	0
	調合油	5	46	0.0	5.0	0.0	0.0	0.0	0	0.0	0	0.00	0.00	0
	さやいんげん	6	2	0.1	0.0	0.3	0.1	0.0	3	0.0	3	0.00	0.00	0
きゅうりの酢の物	きゅうり	50	7	0.5	0.1	1.5	0.6	0.0	13	0.2	14	0.02	0.02	7
	食塩	0.1	0	0.0	0.0	0.0	0.0	0.1	0	0.0	0	0.00	0.00	0
	カットわかめ	1	1	0.2	0.0	0.4	0.4	0.2	8	0.1	2	0.00	0.00	0
	鶏ささ身	10	11	2.3	0.1	0.0	0.0	0.0	0	0.0	1	0.01	0.01	0
	いりごま	1	6	0.2	0.5	0.2	0.1	0.0	12	0.1	0	0.00	0.00	0
	穀物酢	10	3	0.0	0.0	0.2	0.0	0.0	0	0.0	0	0.00	0.00	0
	砂糖	6	23	0.0	0.0	6.0	0.0	0.0	0	0.0	0	0.00	0.00	0
豆腐のみそ汁	木綿豆腐	20	14	1.3	0.8	0.3	0.1	0.0	17	0.2	0	0.01	0.01	0
	ぶなしめじ	10	2	0.3	0.1	0.5	0.4	0.0	0	0.0	0	0.02	0.02	0
	はくさい	10	1	0.1	0.0	0.3	0.1	0.0	4	0.0	1	0.00	0.00	2
	こまつな	10	1	0.2	0.0	0.2	0.2	0.0	17	0.3	26	0.01	0.01	4
	かつお・昆布だし	130	3	0.1	0.0	0.4	0.0	0.1	4	0.0	0	0.01	0.00	0
	淡色辛みそ	8	15	1.0	0.5	1.8	0.4	1.0	8	0.3	0	0.00	0.01	0
	葉ねぎ	3	1	0.1	0.0	0.2	0.1	0.0	2	0.0	4	0.00	0.00	1
ミルクゼリー	牛乳	40	27	1.3	1.5	1.9	0.0	0.0	44	0.0	15	0.01	0.07	0
	生クリーム	10	39	0.7	3.9	0.3	0.0	0.1	3	0.0	1	0.00	0.01	0
	水	50	0	0.0	0.0	0.0	0.0	0.0	0	0.0	0	0.00	0.00	0
	アガー	2	7	0.0	0.0	1.6	0.4	0.0	–	0.0	–	–	0.00	–
	砂糖	10	38	0.0	0.0	9.9	0.0	0.0	0	0.0	0	0.00	0.00	0
	オレンジ	20	9	0.2	0.0	2.4	0.2	0.0	5	0.0	2	0.01	0.01	12
合 計		775	775	27.1	18.6	120.8	5.8	3.2	180	2.9	216	0.71	0.36	52
給与栄養目標値			750 (660~810)	24.0~37.0	16.0~25.0	92.0~120.0	7.0以上	2.5未満	230~875 (280)	3.2~14.0 (3.7)	230~945 (315)	0.40 (0.50) 以上	0.50 (0.60) 以上	30(35) 以上

エネルギーの（　）は±10%の範囲を，給与栄養目標量の（　）はRDAを示す。

❸設計品質の設定【実習2-7　栄養，衛生，原価，おいしさ（調味濃度，適温，テクスチャー），適量，外観（彩り，盛り付け，組み合わせ，食器）】

これまで，栄養と原価に関する基準設定について述べた．衛生管理は，大量調理施設衛生管理マニュアルに基づいて行うため，詳細は本Chapter「4．衛生管理」で解説する．

食事や栄養に関する情報を提供するとともに，給食は提供する食事自体が教材である．日々の料理や食品の組み合わせ，分量など，食体験を重ねることで体得していき，よりよい食生活の実現に寄与することができる．しかし，その食事が満足できるものでなかった場合，よりよい食生活を実践する意欲が低下し，対象者の健康の維持増進に悪影響を及ぼしてしまう可能性もある．

食事に対する満足には，味，見た目，温度，テクスチャー，食事環境が関係する．誰が調理しても同品質の食事が提供できるように，「おいしい食事を提供しよう」という漠然とした目標ではなく，これらを数値化した目標を設定しておくことが重要である．

a）味

生活習慣病予防を目的に適塩をめざす．設定する食塩濃度は0.8％とする．だしの風味を生かすことで調味料を控えることができる．

調味濃度は，次の式で求めることができる．

調味濃度（％）＝調味料重量÷材料重量×100

計算例

みそ（淡色辛みそ）100gの食塩相当量は，12.4gである．食塩濃度0.8％のだし汁130gには，1.04gの食塩が入っている．

だし汁に含まれる食塩（g）＝130g×0.8％÷100＝1.04g

つまり，食塩1.04gを含むみそを130gのだし汁に溶くと，食塩濃度0.8％となると考えることができる．1.04gの食塩を含むみそは何グラムになるかを，以下の式で求める．

みその量＝1.04g÷12.4g×100≒8.4g

したがって，約8gとなる．

設定した食塩濃度で調味するには，材料，だし汁，水，調味料などを計量すること，加熱による濃縮を防ぐため，加熱時間の設定も必要となる．

❹試作【実習2-8　〈試作の評価〉栄養，衛生的な調理作業のための作業工程，作業動線，原価，おいしさ（調味濃度，適温，テクスチャー），適量，外観（彩り，盛り付け，組み合わせ，食器）】

予定献立表をもとに試作計画・記録表を作成する（表2-17）．

試作前に，試作計画・記録表に，1人あたりの純使用量（g）と廃棄率（％），使用量（g），試作予定食数（例では10食とした）の使用量（g）と，調味濃度（％），使用機器，作業の内容，担当者を記載する．

試作時には，作業時間をはかり調理作業単位時間を記録する．試作終了後にのべ作業所要時間を算出する．

試作では，できあがりの味を確かめるとともに，作業配分，作業動線の確認や，実際の原価，おいしさに影響する調味濃度や供食温度，盛り付け時の視覚的評価（おいしそうに見えるか，盛り付けはきれいか，ボリューム感は十分か），食後の満足感などを客観的に評価する（表2-18）．実習においては，実習室の調理機器に慣れることも目的の一つである．調理機器の操作や実習室のスペースなど，実際に作業して初めて気づくことも多い．気づいた点は，献立や作業工程に反映する．

試作時に確認しておくこと

① それぞれの作業工程に必要な時間．例：米の計量，洗米など，肉や野菜の下処理，調理時間など．

② 食材料費．例：食材料の購入費から原価を算出検討する．

③ 視覚的評価（全体，料理ごと）．例：色合い，切り方，ボリューム，組み合わせ，食

炊飯

炊飯とは，水15％の米に加水加熱し，約65％の水分含有の飯とすることである．炊飯の加水量は，米重量の1.2～1.4倍に蒸発量を合わせた量とする．蒸発量は炊飯条件（炊飯器の種類，釜の材質や形など）により異なるが，竪型炊飯器の場合，1釜（5～6kg）の蒸発量は，米重量の6～10％である．本書では，米重量の1.4倍＋蒸発量0.8％とした．

表 2-17 ● 試作計画・記録表（例）

料理名	食品名	1人分 純使用量（g）	1人分 廃棄率（％）	1人分 使用量（g）	10人分 使用量（g）	調味等（％）	使用機器	作業の内容	担当者	調理作業単位時間（10食分）	のべ作業所要時間
ご飯	米	90	0	90	900	米重量の1.4倍＋蒸発量0.8％	秤 洗米器	①米，水の計量	A	2分	
	水	127	0	127	1270			②洗米	A	5分	
								③洗米後，水切り	A	5分	
								④浸漬	A	30分	
							炊飯器	⑤炊飯	D	50分	
								⑥蒸らし	D	15分	
							保温ジャー	⑦保温	D		
								⑧盛り付け，提供	D, F	5分	
肉じゃが	豚ももスライス	50	0	45	450		秤 ピーラー（機） 秤	①食材料の計量	B, C	10分	
	じゃがいも	60	10	67	670			②食材料の下処理	B, C	15分	
	たまねぎ	20	6	21	210			③調味料の計量	F	3分	
	にんじん	20	10	22	220			④だしをとる	D	15分	
	しらたき	20	0	20	200			⑤しらたき下茹で	F	5分	
	かつお・昆布だし	80	0	80	800			⑥いんげんを蒸す	D	3分	
	砂糖	2	0	2	20	食品重量の5％の砂糖量		⑦食材料の加熱調理	F	20分	
	みりん	9	0	9	90			⑧盛り付け，提供	D, F	5分	
	合成清酒	3	0	3	30						
	こいくちしょうゆ	12	0	12	120	食品重量の1.0％の食塩量					
	調合油	5	0	5	50						
	さやいんげん	6	3	6	60						

表 2-18 ● 試作評価表（例）

料理名	項目	評価 とてもよい	評価 よい	評価 あまりよくない	評価 よくない	献立の変更	改善点
主食（ご飯　　）	味		○			必要 〔不要〕	
	量		○				
	見た目		○				
主菜（肉じゃが　）	味			○		必要 〔不要〕	じゃがいも，にんじんの乱切りの大きさが不揃いで，加熱ムラができた．一口大の乱切りに統一する．
	量		○				
	見た目		○				
副菜（きゅうりの酢の物）	味	○				必要 〔不要〕	
	量	○					
	見た目		○				
汁物（豆腐のみそ汁）	味			○		必要 〔不要〕	みそ汁を煮詰めすぎたので，塩辛くなった．大量調理時には回転釜を使用するため，加熱しすぎないように気を配る．
	量	○					
	見た目		○				
デザート（ミルクゼリー）	味	○				必要 〔不要〕	
	量	○					
	見た目	○					

試作時の食材料費	395 円／食

全体の評価（　とてもよい　・〔よい〕・　あまりよくない　・　よくない　）

【料理】
　どの料理も味付けはよく，分量も適当で満足感が得られた．盛り付け時の見た目もよかった．みそ汁は煮詰めすぎた．

【作業】
　下処理の作業で手間取ってしまい，予定より時間がかかってしまった．洗浄方法や切り方などをあらかじめ正確に理解しておくべきである．下処理室から主調理室への移動に時間がかかった．衛生管理を徹底しつつ，手際よく移動できるようにする．

器.
④ 味. 例：濃いか，薄いか，バランスがよいか.
⑤ 作業工程の確認と評価. 例：作業動線にむだはないか，効率よく作業するために工夫すべき点はないか. 大量調理になった時に，時間的に適当な作業内容か（負担が多すぎれば作業を簡略化し，時間が余るようであれば，より丁寧な作業を計画する）.

4）給食と栄養教育

　給食施設の目標・目的である「利用者の QOL の向上」や「健康の保持・増進」などを達成するためには，利用者に対する栄養教育が必要不可欠である. 給食においては，対象者に対して適切な栄養管理がなされ，かつ衛生面にも配慮された「食事を提供する」こと自体が栄養教育となりうる. 食事提供を通じて，栄養に関する正しい情報や，食事の組み合わせの情報を提供することができる. さらに食事の提供に栄養情報の提供を併せて行うことによって，より効果的な栄養教育を進めることができる. 栄養情報の提供の計画に当たっては，公益社団法人 日本給食サービス協会および日本給食経営管理学会の作成した「給食施設における栄養情報提供ガイド」を参考にするとよい.

❶栄養情報の提供【実習 2-9　媒体の活用，栄養教育テーマ】

　栄養情報には，献立の情報（献立内容・栄養価・選択メニューの選び方など），使用食品の情報（栄養価・機能性など），生活習慣病予防や健康増進に関する情報などがあげられる. 実習で提供する食事にどのような栄養情報を併せて提供するのが効果的であるかを検討し，栄養教育のテーマを明確にして計画を立てていく.
　栄養情報を利用者に分かりやすく提供するためには，情報の提供方法についても検討しなければならない. 栄養情報の提供方法には，献立表の提示，食卓メモ，ポスター，リーフレット，カードなどの媒体を使ったものや，サンプルケースによるメニュー展示（カフェテリア方式なら，料理の組み合わせ例などの展示）などがある. 多くの給食施設利用者の目的は食事をとることであるため，情報量が多すぎたり，内容の難易度が高すぎたりすると敬遠されたりするので注意が必要である.
　以下に，栄養情報媒体づくりの際に注意すべき点を示す. これらの点に気をつけながら，媒体作りを進めていく.
　　・栄養教育テーマは明確か
　　・内容は理解しやすいか
　　・内容は正確か（出典先も明記）
　　・読みやすいか（文字の大きさやレイアウト，色使いに問題はないか）
　　・情報量が多すぎないか（写真や絵などで表現するのも一つ）
　　・伝えたいポイントがしっかりと絞られているか

❷栄養成分表示の活用【実習 2-10　栄養成分表示の例】

　給食における栄養情報提供の一つに「栄養成分表示」がある. 食事提供と併せて栄養成分表示をすることで，利用者に関心を高めてもらう. 栄養成分表示の項目は，エネルギー，たんぱく質，脂質，炭水化物，食物繊維，食塩相当量などがあげられ，対象者に合わせて項目の選択するよう表示の計画を立てる. 表示の方法は，前項「① 栄養情報の提供」のとおりで，献立表の配布・掲示，サンプルケースのメニュー展示とともに掲示，食券販売時・食事提供時のカード配布などが想定される.
　栄養成分表示は，複数献立方式での提供の場合やカフェテリア方式での提供の場合など，利用者の自主性により選択が必要な場合には，栄養成分の表示を行うことが適切なメニュー・献立の選択につながり非常に重要である. **図 2-2** に食券販売時に配布する栄養成分表示カードの例を示す. どのような媒体を使って，どのように（いつ・どの場面で）配布・掲示するのか，効果的な栄養教育の効果が得られるように計画を立て，媒体づくり

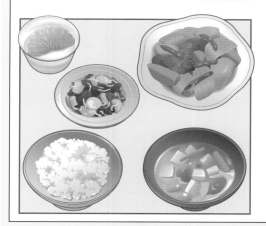

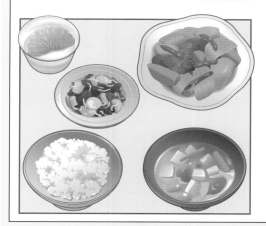

○月○日提供献立のご案内　　　　担当班：○班

ご飯，肉じゃが，きゅうりの酢の物，
豆腐のみそ汁，ミルクゼリー

エネルギー：775kcal
たんぱく質：27.1g　　　脂質：18.6g
炭水化物：120.8g　　　食物繊維：5.8g
食塩相当量：3.2g

皆様のご来店を心よりお待ちしております.

図 2-2 ●食券販売時に配布する栄養成分表示カードの例

を進めていく.

2. 食材料管理

1）購入計画と方法

　食材料の購入計画は，献立計画から発注，検収，保管，原価管理までの運営管理をいう．給食経営管理では労務費（人件費）とともに食材料費の割合が大きく，予算内で安全かつ衛生的に食材料を購入する必要があるため，発注計画（発注書の作成）をもとに確認すべきさまざまな点についての配慮が必要となる.

❶発注書の作成と確認【 実習 2-11 　発注書作成のための確認事項】

　食材料の購入計画では，献立表をもとに発注量（総使用量，購入量ともいう）を算出する必要がある.

　発注量を算出した後，契約している各取引業者に依頼する発注書を作成し，手渡しを原則として発注する.

a）発注量の算出

　発注量の算出は以下の方法で算出する.

　　発注量＝1 人分の純使用量×予定食数÷可食部率× 100

　　可食部率＝ 100 －廃棄率

　　例）廃棄のない食品の場合の発注量

　　　豚ももスライス 50 g，予定食数 100 食…50 g × 100 食＝ 5,000 g（＝ 5 kg）

　　例）廃棄のある食品の場合の発注量

　　　じゃがいも 60 g，予定食数 100 食，廃棄率 10 %…60 g × 100 食÷（100 － 10）× 100

　　　＝ 6,666.666…≒ 6,667 g（＝ 6.7 kg）

　表 2-19 に必要事項を記載する．個数発注する食材料などの場合，表 2-19 の備考欄に記載する.

b）発注書の作成

　算出した発注量（表 2-19 参照）をもとに，各取引業者に依頼する発注書を作成する.

　記載例を**表 2-20** に示す（以下の **A～J** は表中と対応）.

表2-19 ● 基本献立をもとにした発注量の算出例

予定食数（ 100 ）食

献立名	食品番号	食品名	純使用量 （g.1人分）	純使用量 （g. 総量）	廃棄率 （%）	総使用量 （g）	備　考
ご飯	01083	米	90.00	9,000	0	9,000	
肉じゃが	11130	豚ももスライス	50.00	5,000	0	5,000	
	02017	じゃがいも	60.00	6,000	10	6,667	
	06153	たまねぎ	20.00	2,000	6	2,128	
	06212	にんじん	20.00	2,000	3	2,062	
	02005	しらたき	20.00	2,000	0	2,000	
	17021	かつお・昆布だし	80.00	8,000	0	8,000	
	03003	砂糖	2.00	200	0	200	
	16025	みりん	9.00	900	0	900	
	16023	合成清酒	3.00	300	0	300	
	17007	こいくちしょうゆ	12.00	1,200	0	1,200	
	14006	調合油	5.00	500	0	500	
	06020	さやいんげん	6.00	600	9	659	
きゅうりの酢の物	06065	きゅうり	50.00	5,000	2	5,102	
	17012	食塩	0.10	10	0	10	
	09044	カットわかめ	1.00	100	0	100	
	11227	鶏ささ身	10.00	1,000	0	1,000	
	05018	いりごま	1.00	100	0	100	
	17015	穀物酢	10.00	1,000	0	1,000	
	03003	砂糖	6.00	600	0	600	
豆腐のみそ汁	04032	木綿豆腐	20.00	2,000	0	2,000	※1丁300g：2,000g÷300g≒6.66 丁…7丁
	08016	ぶなしめじ	10.00	1,000	10	1,111	
	06233	はくさい	10.00	1,000	6	1,064	
	06086	こまつな	10.00	1,000	15	1,176	
	17021	かつお・昆布だし	130.00	13,000	0	13,000	
	17045	淡色辛みそ	8.00	800	0	800	
	06227	葉ねぎ	3.00	300	6	319	
ミルクゼリー	13003	普通牛乳	40.00	4,000	0	4,000	
	13016	生クリーム	10.00	1,000	0	1,000	
		アガー	2.00	200	0	200	
	03003	砂糖	10.00	1,000	0	1,000	
	07040	オレンジ	20.00	2,000	35	3,077	※1人1/8カット：100人×1/8＝ 12.5個…13個

- A：食材料を購入する取引業者名を記載する
- B：発注日を記載する（発注表の作成日）
- C：納品を依頼する日時を記載する（実習する日時，在庫食品の場合は前日納品など を考慮する）
- D：納品を依頼する場所を記載する（実習室）
- E：食材料を使用する日時を記載する（実習を開始する日時）
- F：食品名を記載する〔取引業者が理解しやすい記載内容とする．例）ぶた大型種肉 もも（脂身付き，生）→豚ももスライス〕
- G：算出した発注量を記載する
- H：食品の規格がある場合に記載する
- I：使用する食材料の特徴などを記載する
- J：発注書を作成した担当者の氏名，連絡先（電話番号）を記載する

※Gの発注量が割り切れない場合：食材料が不足することのないよう，切り上げを基本とする．また，食材料の購入量・使用量により切り上げ単位を考慮する．

例）パセリ28.25g→29g，葉ねぎ1,056.32g→1,060g，にんじん1,056.32g→1,100g

表 2-20 ● 発注書記入方法　（例）

A
○×青果店　　　御中

B　発注日　：　○年　△月　×日（水）
C　納品日時：　×年　△月　○日（水）8：40
D　納品場所：　給食経営管理実習室　　検収室
E　使用日時：　×年　△月　○日（水）9：00

食品名	発注量（g）	規格	備　考
じゃがいも	6,700	Sサイズ	
たまねぎ	2,200	Lサイズ	
にんじん	2,100	Lサイズ	
さやいんげん	670		
きゅうり	5,110		
ぶなしめじ	1,120		
はくさい	1,100		
こまつな	1,180		
葉ねぎ	320		
オレンジ	13個	Mサイズ	※3,077g
F	G	H	I

○○○大学　△△△学科

担当者：　給食太郎（※発注担当）　　　　連絡先：○○○大学　給食経営管理実習室　　TEL：03-0000-1234

J

❷確認事項

　食材料の購入に際しては発注計画に基づき，安全かつ衛生的に食材料を購入するため，以下の点を考慮したうえで作業を進めることが必要である．

a）食材料の規格の把握

　表 2-20 の H（食品の規格）では，市場に流通する（購入する）食品の規格を把握し，献立により重量での発注や個数での発注を使い分け，発注書に記載する．

　例）

　・にんじんの型抜き：太いサイズ（3L）を発注する
　・にんじんの乱切り：普通サイズ（L）を発注する
　・ポテトサラダ：下処理作業を軽減するため大きなサイズ（3L）を発注する
　・粉ふきいも：1人1/2を使用するため小さなサイズ（2S）を発注する

　※流通している野菜，果物にも地域や食材料により規格が異なる場合があるため，発注する際には確認する必要がある（**表 2-21** 参照）．

b）下処理や用途に応じた廃棄率の把握

　食材料の廃棄率は産地，品種，収穫時期により変動する．また，下処理方法，調理従事者の技術，大量調理機器使用の有無による変動が大きく，一般に大量調理機器を使用すると廃棄率は大きくなるため，購入する食材料や作業工程表をもとに当該施設での調査（実測）による廃棄率を用いるのが望ましい．参考値は「日本食品標準成分表」に記載されて

表 2-21 ●食材料の規格

にんじん		卵		
計量区分	選別基準（1 本あたり）	区　分	選別基準（1 個あたり）	1 箱 10 kg あたり
3L	450 g 以上	LL	70～76 g 未満	約 137 個入り
2L	300 g～449 g	LL	64～70 g 未満	約 149 個入り
L	200 g～299 g	M	58～64 g 未満	約 164 個入り
MA	150 g～199 g	MS	52～58 g 未満	約 179 個入り
M	120 g～149 g	S	46～52 g 未満	約 204 個入り
S	80 g～119 g	SS	40～46 g 未満	約 232 個入り

たまねぎ		じゃがいも（1 箱 10 kg，20 kg）	
区　分	選別基準（1 個あたりの横径）	区　分	選別基準（1 個あたり）
2L	9.5 cm 以上	3L	260 g 以上
L	8.0 cm 以上	2L	190 g 以上　260 g 未満
M	7.0 cm 以上	L	120 g 以上　190 g 未満
S	6.0 cm 以上	M	70 g 以上　120 g 未満
2S	5.0 cm 以上	S	30 g 以上　70 g 未満
		2S	30 g 未満

表 2-22 ●重量・個数で発注（卵）

重量で発注する場合	●かき玉汁：1 人 25 g，100 食分，廃棄率 15% を発注する場合 25 g×100 食÷（100％－15％）×100≒2,941.17 g（＝2.95 kg）
個数で発注する場合	●ゆで卵 1/2：1 人 25 g，100 食分，廃棄率 15% を発注する場合 卵 1/2：25 g×100 食÷（100％－15％）×100≒2,941.18 g 2941.18 g÷58.82 g≒50.00 個　　卵（M サイズ）を 50 個注文する

※流通している野菜，果物にも地域や食材料により規格があるため発注する際には確認する必要がある．

いる．
例）じゃがいも
皮つきで使用する場合：廃棄率はない，皮をむいて使用する場合：廃棄率を調査する
例）きゅうり（輪切り）
廃棄率：フードスライサー（合成調理器）を使用する＞手作業

c）個数で発注する場合と重量で発注する場合の区別
献立計画において個数で発注し盛り付けが必要な場合と重量で発注する場合があるため，**表 2-22** を参考に計画する．
※個数または重量で発注が必要な食材料：卵，豆腐，こんにゃく，チーズ，牛乳など．
表 2-20 の G の発注単位：食品により g，kg，個数などで記載する．

d）在庫の把握
発注時には在庫量の把握を行い，最低在庫量を考慮して発注する．

在庫食品の管理
生鮮食品以外の缶詰，乾物，調味料などは定期的に在庫量調査を行い，在庫食品受払簿との差の確認（棚卸）を行う．また，発注から納品までの期間を考慮し，日常の使用に支障をきたさない最低在庫量を決定する．

❸発注ミスを防止するために（発注ミスが生じやすい事例）

発注量の算出や発注単位，食材料の出回り時期などを考慮することで発注ミスは防止可能である．また，献立表や給食施設の状況に応じた食材料を納品してもらうため，取引業者と十分な打ち合わせが必要となる．**表 2-23** に発注ミスが生じやすい事例を紹介する．

納入業者の選定条件
・条件（品目，鮮度，品質，量，規格，安全性）に合った食材料が納入できる．

表 2-23 ●発注ミスが生じやすい事例

	発注作業	食材料の納品	改善策
出回り時期	出回り時期を考慮せず発注した	入荷がなく納品されなかった	出回り時期（旬）および生，冷凍，缶詰，水煮などを検討する
購入単位	豆腐 10 kg を発注したが，単位の記載が漏れていた	豆腐 10 丁が納品された	発注伝票に購入（発注）単位を忘れず記載する
廃棄率が成分表と異なるもの	成分表に記載された廃棄率で発注した	にんじんを型抜きして提供したため足りなかった	廃棄率が成分表と異なる場合は，使途に応じて調査するなどにより廃棄率を決定する
使用したい食材料の状態	牛もも肉を 10 kg を発注した	牛もも肉のブロックが 10 kg 納品された	使用したい食材料の状態を指定して発注する．例）スライス，ブロック，とんかつ用 1 枚 80 g，骨なしなど
	鶏もも肉を 10 kg を発注した	骨付き鶏もも肉 10 kg が納品された	
	ひじきの純使用量を水で戻した状態で記載した	ひじき（乾物）が納品されたため，必要量の約 8 倍を購入することとなった	各食材料の流通している状態を考慮（取引業者と相談）する
	味付けのりを注文するつもりで「のり」と書いて発注した	板のりが納品された	購入したい食材料を略さずに詳しく記載する

- ・適正価格である．
- ・適時（指定した日時）に納入できる．
- ・衛生管理（商品，店舗，搬出・搬入経路，容器，従業員）ができている．
- ・経営内容，販売実績などがよく，社会的信用度が高い．
- ・配送能力が整っている．

2）食材料費のコスト管理

❶予算内に食材料費を収めるための工夫

a）食品構成表の作成

食品構成表（1 週間，1 か月など．表 2-15 参照）を作成し，それをもとに予定献立を作成することで食材料の片寄りを防ぐことができ，予算内に食材料費を収めやすくなる．給食施設では継続した食事提供を行うため，献立が単調になると満足度や喫食率の低下につながる可能性がある．定期的に行事食やイベントメニュー，選択メニューなどを検討することが望ましく，その場合に食材料費は 1 食あたりでは献立によりばらつきが生じるため，一定期間の平均値で検討する．

b）物価の把握

季節や産地，天候や為替（世界経済）など食材料の価格はさまざまな要因で決定するため，情報収集が必要となる．物価の把握を行い（**表 2-24**），季節に応じた旬の食材料を使用することで，おいしく，栄養価の高い，流通量が多く，比較的安価な食材料を購入することができる．

表 2-24 ●物価の把握

過去 2～3 年分の使用食品の購入単価
過去 1 年分の月別使用食品の購入単価
卸売市場相場指数（市場統計）
消費者物価指数
スーパー，小売業の販売価格

3. 生産管理

1）工程管理

生産管理は給食の運営における中心的な活動の一つである．給食の食事は，各施設の厨房機器・器具などを用いて，限られた時間と人員で調製され，提供しなければならない．十分な計画が立てられていないと，料理の品質が落ちたり，提供時間に間に合わなかったりと大きな問題が発生する．したがって，調理や作業の工程管理の計画を十分に立てるこ

とは，品質の高い食事を提供するうえできわめて重要である．

給食における工程管理は，食材料に視点を置いて，人および厨房機器・器具を介して料理までに変換されるまでの過程の「調理工程」と，人に視点を置いて，食材料が料理となり提供されるまでの過程の「作業工程」との2つに分けて計画を立てていく．

❶調理工程の計画 【 実習 2-12　調理作業指示書の作成】

a）調理作業指示書

調理工程の計画については，「調理作業指示書」を作成する．調理作業指示書は予定献立から調理に展開していくための「指示書」となる．表 2-25 に本書のモデル献立をもとにした調理作業指示書の例を示した．調理作業指示書には，料理名，食品名，食材料の純使用量，調味％，調理作業の詳細な指示，衛生管理の管理基準と管理の方法などが記載される．調理作業指示書は以下のような事項に意識・注意しながら作成する．

・作成ずみの予定献立表をもとに，料理ごとの食品名，1人分・食数分の使用量，調理作業指示などを作業順に記入する．
・調理作業指示の記載については，誰が見ても理解できるように，分かりやすく具体的に内容を記入する．食材料の洗浄，消毒の有無，浸漬時間，食材料の切り方，使用機器の種類，加熱の方法と条件（温度や時間など），冷却の方法と条件（温度や時間等），保管方法などについて詳細に記入する．
・調理作業指示は，作業区域別（汚染作業区域・非汚染作業区域）に記入する．
・使用する調理機器・器具の名称も明記しておく．
・スチームコンベクションオーブンやブラストチラーなど予熱・予冷が必要なものの手順を明記しておく．
・「CCP の管理基準と管理の方法」についても調理作業に併せて示すことで食品衛生管理上の必要な作業も併せて確認できる指示書となる．

調理工程の計画に当たっては，適切な大量調理機器の選定が必要となる．適切な大量調理機器を選定できていないと料理の品質低下や予定時間内での調理が難しくなる．大量調理機器類は，種類がさまざまで，また同じ種類でも容量や機能が異なったりすることがある．各給食施設の規模や提供食数，調理作業員数，メニューの種類などの条件によっても大量調理機器類の選定は異なってくる．調理工程の計画を立てることは「調理作業・手順そのものの知識」のみならず，「大量調理機器類の種類や性能の知識」も必要となる．

COLUMN

スチームコンベクションオーブン・ブラストチラーなどを活用した調理工程の計画

近年，高い性能をもった大量調理機器が開発されている．なかでもスチームコンベクションオーブンは「焼く」「蒸す」「煮る」「炊く」「炒める」「揚げる」などの調理が行える万能な機器であり，多くの給食施設で導入されている．また，急速冷却器であるブラストチラーは，加熱直後の熱い食材料や料理を効率よく短時間で冷却することのできる機器であり，作業効率をよくするため，あるいは徹底した衛生管理を行うために重要な機器である．

モデル献立をもとにした表 2-25 の調理作業指示書では，スチームコンベクションオーブンとブラストチラーを多くの工程で活用した案として示している．たとえば，煮物料理である肉じゃがの調理工程では，スチームコンベクションオーブンのコンビモード（スチームを与えながらオーブン加熱する）で調理する作業指示となっている．スチームコンベ

クションオーブンを用いて煮物調理をすると，回転釜での調理に比べ，「加熱の立ち上がりが非常に早い（調理時間の短縮）」「煮崩れがしにくい（鍋や容器から別の容器へ移しやすい，盛り付けやすいのでそれらの行為に多くの時間を要しない）」などの利点があり，効率のよい調理工程の計画が可能となる．

また，鶏ささ身（きゅうりの酢の物），ミルクゼリーではブラストチラーを使いそれぞれの食品・料理を冷却する調理工程の作業指示となっている．ブラストチラーを用いて食材料・料理を急速冷却すると，冷蔵庫・冷凍庫に比べ，効率よく短時間に冷却できるだけでなく，衛生的に作業を進める（冷蔵庫・冷凍庫だと庫内の温度が上がる）ことができるなどの利点があり，ブラストチラーの活用も効率のよい調理工程の計画が可能となる．

表 2-25 ● モデル献立をもとにした調理作業指示書の例

献立名	食品名	1人分 純使用量(g)	1人分 廃棄率(%)	100人分 使用量(g)	100人分 使用量(kg)	調味(%)	調理作業指示 下処理室(汚染作業区域)	調理作業指示 主調理室，盛り付け・配膳室(非汚染作業区域)	CCPの管理基準と管理の方法
ご飯	米	90	0	90	9.0		①米および水の計量をする ②洗米機で米を洗米する ③洗米した米をざるにあげる ④水を切った米に水を加えて浸漬させる(60分以上)	①自動炊飯器で炊飯する ②炊きあがれば蒸らす ③保温ジャーへ飯を移す ④盛り付けながら提供する	汚染作業区域 作業前後の手洗いの徹底 消毒ずみの器具を使用 下処理専用器具の使用 洗浄水のはね水による二次汚染を防止 米の水切り水による二次汚染を防止 非汚染作業区域 作業前後の手洗いの徹底 消毒ずみの器具を使用 喫食までの管理(65℃以上・2時間以内) 消毒ずみの食器の使用
	水	127	0	127	12.7	米の1.41倍量			
肉じゃが	豚ももスライス	50	0	50	5.0		①食材料を計量する ②じゃがいも，たまねぎ，にんじんは泥を落とす ③じゃがいも，たまねぎは機械のピーラーで皮をむき，にんじんはピーラーでむく ④③およびさやいんげんを加熱用3槽シンクで洗浄する ⑤じゃがいも，たまねぎ，にんじんを乱切りに，さやいんげんは3～4cm幅に切り，しらたきを5～6cm幅に切る	①調味料類を計量する ②だしをとる(みそ汁のものとともに) ③しらたきを下ゆでする ④スチームコンベクションオーブンの予熱(加熱条件：スチームモード100℃)およびブラストチラーの予冷 ⑤さやいんげんをスチームコンベクションオーブンのスチームモードで蒸す(3分)(1/1穴あきホテルパン：1枚) ⑥⑤をブラストチラーに入れ冷却する(5分)，冷却後は，バットに移し，冷蔵庫で保管する ⑦スチームコンベクションオーブンの予熱(加熱条件：コンビモード130℃) ⑧ホテルパンに食材料(さやいんげん以外)と調味料類，だし，調合油を入れ，スチームコンベクションオーブンのコンビモードにて煮る(1/1ホテルパン：10枚)(30分) ⑨⑧をウォーマーにセットする ⑩盛り付けながら提供する(さやいんげんは天盛りにする)	汚染作業区域 作業前後の手洗いの徹底 消毒ずみの器具を使用 洗浄水のはね水による二次汚染防止 加熱用3槽シンクによる洗浄 下処理専用器具の使用 非汚染作業区域 作業前後の手洗いの徹底 消毒ずみの器具を使用 加熱温度と時間の管理(75℃・1分以上) 冷却時間と温度の管理(30分以内に20℃付近，もしくは60分以内に10℃付近) 料理保管用冷蔵庫に保管(10℃以下) 喫食までの管理(65℃以上・2時間以内) 消毒ずみの食器の使用
	じゃがいも	60	10	67	6.7				
	たまねぎ	20	6	21	2.1				
	にんじん	20	3	21	2.1				
	しらたき	20	0	20	2.0				
	かつお・昆布だし	80	0	80	8.0	材料の50			
	砂糖	2	0	2	0.2	材料の糖分3.5			
	みりん	9	0	9	0.9				
	合成清酒	3	0	3	0.3	材料の1.8			
	こいくちしょうゆ	12	0	12	1.2	材料の塩分1.0			
	調合油	5	0	5	0.5	材料の2.9			
	さやいんげん	6	3	6	0.6				
きゅうりの酢の物	きゅうり	50	2	51	5.1		①食材料を計量する ②きゅうりを非加熱用3槽シンクで洗浄・消毒する ③カットわかめを水で戻し，戻れば水を切る ④ささ身はすじを取る	①調味料類・いりごまを計量する ②きゅうりはスライサーでスライスする。きゅうりに塩を振り，下味をつける(30分)。わかめは熱湯に浸し，水冷し，水気を切る ③スチームコンベクションオーブンの予熱(加熱条件：スチームモード100℃)およびブラストチラーの予冷 ④ささ身をスチームコンベクションオーブンのスチームモードで蒸す(10分)(1/1穴あきホテルパン：1枚) ⑤④をブラストチラーに入れ冷却する(10分)，冷却後はバットに移し，冷蔵庫で保管する ⑥きゅうりをかたく絞る ⑦冷めたささ身を裂く ⑧ボールに食材料と調味料類の1/3を入れ，和える ⑨⑧をざるにとって水気を切り，残りの調味料で和える ⑩⑨を食器に盛り付ける ⑪提供するまで冷蔵庫にて保管しておく	汚染作業区域 作業前後の手洗いの徹底 消毒ずみの器具を使用 洗浄水のはね水による二次汚染防止 非加熱用3槽シンクによる洗浄・消毒(次亜塩素酸Na 200 mg/L 5分，もしくは100 mg/L 10分) 下処理専用器具の使用 非汚染作業区域 作業前後の手洗いの徹底 消毒ずみの器具を使用 加熱温度と時間の管理(75℃・1分以上) 冷却時間と温度の管理(30分以内に20℃付近，もしくは60分以内に10℃付近) 消毒ずみの器具の使用 料理保管用冷蔵庫に保管(10℃以下) 喫食までの管理(10℃以下・2時間以内)
	食塩	0.3	0	0	0.03	きゅうりの0.6			
	カットわかめ	1	0	1	0.1				
	鶏ささ身	10	5	11	1.1				
	いりごま	1	0	1	0.1				
	穀物酢	10	0	10	1.0	材料の14			
	砂糖	6	0	6	0.6	材料の糖分11.5			
豆腐のみそ汁	木綿豆腐	20	0	20	2.0		①食材料を計量する ②ぶなしめじ，はくさい，こまつなを加熱用3槽シンクで洗浄する ③葉ねぎを非加熱用消毒3槽シンクで洗浄・消毒する ④ぶなしめじは裂くように切り，はくさいは5mm程度のせん切りに，こまつなは3cm幅に切る	①調味料類を計量する ②葉ねぎはなるべく細い小口切りに切る ③回転釜でだしをとる(肉じゃがの分もともに) ④スチームコンベクションオーブンの予熱(加熱条件：スチームモード100℃)およびブラストチラーの予冷 ⑤こまつなをスチームコンベクションオーブンのスチームモードで蒸す(10分)(1/1穴あきホテルパン：3枚) ⑥⑤をブラストチラーで冷却する(10分) ⑦だしの入った回転釜に豆腐，ぶなしめじ，はくさいを入れ煮る ⑧⑦にみそを入れる ⑨⑧をスープウォーマーに移す ⑩こまつなと葉ねぎをお椀に先盛りしておく ⑪提供する	汚染作業区域 作業前後の手洗いの徹底 消毒ずみの器具を使用 洗浄水のはね水による二次汚染防止 加熱用3槽シンクによる洗浄 非加熱用3槽シンクによる洗浄・消毒(次亜塩素酸Na 200 mg/L 5分，もしくは100 mg/L 10分) 下処理専用器具の使用 非汚染作業区域 作業前後の手洗いの徹底 消毒ずみの器具を使用 加熱温度と時間の管理(75℃・1分以上) 冷却時間と温度の管理(30分以内に20℃付近，もしくは60分以内に10℃付近) 喫食までの管理(65℃以上・2時間以内) 消毒ずみの食器の使用
	ぶなしめじ	10	10	11	1.1				
	はくさい	10	3	10	1.0				
	こまつな	10	15	12	1.2				
	かつお・昆布だし	130	蒸発率10%	143	14.3				
	淡色辛みそ	8	0	8	0.8	だし汁の塩分0.8			
	葉ねぎ	3	7	3	0.3				

表 2-25 ● モデル献立をもとにした調理作業指示書の例（つづき）

献立名	食品名	1人分			100人分	調味(%)	調理作業指示		CCP の管理基準と管理の方法
		純使用量(g)	廃棄率(%)	使用量(g)	使用量(kg)		下処理室(汚染作業区域)	主調理室，盛り付け・配膳室(非汚染作業区域)	
ミルクゼリー	普通牛乳	40	0	40	4.0		①オレンジを計量する ②オレンジを非加熱用3槽シンクで洗浄・消毒する	①食材料・調味料類を計量する ②オレンジをくし切りにする ③アガーと砂糖を混ぜる ④鍋に水と③を入れ，ホイッパーでよく混ぜながら火にかける．90℃付近まで加熱し，③をよく溶かす ⑤引き続き火にかけながら，④に牛乳と生クリームを入れホイッパーでよく混ぜる ⑥ブラストチラーの予冷 ⑦一煮立ちした⑤をカップに注ぐ（1/1 ホテルパン：5枚にセットする） ⑧⑦をブラストチラーで冷やし固める ⑨⑧にオレンジを飾る ⑩提供するまで冷蔵庫にて保管しておく	汚染作業区域 　作業前後の手洗いの徹底 　消毒ずみの器具を使用 　洗浄水のはね水による二次汚染防止 　非加熱用3槽シンクによる洗浄・消毒（次亜塩素酸 Na 200 mg/L 5分，もしくは100 mg/L 10分） 　下処理専用器具の使用 非汚染作業区域 　作業前後の手洗いの徹底 　消毒ずみの器具を使用 　加熱温度と時間の管理（75℃・1分以上） 　冷却時間と温度の管理（30分以内に20℃付近，もしくは60分以内に10℃付近） 　消毒ずみの食器の使用 　料理保管用冷蔵庫に保管（10℃以下） 　喫食までの管理（10℃以下・2時間以内）
	生クリーム	10	0	10	1.0				
	水	50	0	50	5.0				
	アガー	2	0	2	0.2	牛乳・クリーム・水の 2.0			
	砂糖	10	0	10	1.0				
	オレンジ	20	35	31	3.1				
だし	水	210	蒸発率10%	230	23.0			①かつお・昆布を計量する（かつおはだし袋に入れる） ②回転釜に水・昆布を入れ，火を付けて70℃程度を30分保つ ③昆布を取り出し，沸騰させて，かつおの入っただし袋を入れる ④3分程度後，だし袋を取り出す	非汚染作業区域 　作業前後の手洗いの徹底 　消毒ずみの器具を使用
	かつお	4	0	4	0.4	水の 2.0			
	昆布	1	0	1	0.1	水の 0.5			

❷作業工程の計画，作業動線の確認【 実習 2-13 作業時間配分の計画・作業工程表の作成， 実習 2-14 作業動線の確認】

a) 作業時間配分の計画

　作業工程の計画を進めるに当たって，まずは調理作業指示書で示したそれぞれの作業がどれくらいの時間が必要なのかを把握する必要がある．それぞれの作業時間の把握については，試作実習時に記録しておいた試作計画・記録表（p27，表 2-17 参照）をもとに計画を立てる．試作の際に要した時間をもとに食事を提供する実習当日の時間配分を決定していく．しかし，作業の時間を記録した試作は少量調理であるので，大量調理の作業時間とは異なってくる．食数が大きく異なるので，食数に応じた作業時間の推定が必要である．また，大量調理は少量調理に比べ加熱・冷却時の温度上昇・低下が緩やかであることや，大量調理機器を用いた時の作業の違いなどを考慮して作業時間配分の計画を立てなければならない．

　学内の実習において，大学の指定する献立で大量調理を実施する場合には，ある程度の調理作業単位時間の情報（過去の実習の情報）があり，作業時間の計画は立てやすいかもしれない．課題献立（各班で独自に立てる献立）にて100食程度の大量調理実習を行う場合の各作業時間の計画については，試作実習（10食）で要した作業時間のおおよそ10倍程度を目安として計画する．

b) 作業工程表

　作業工程の計画については，「作業工程表」を作成する．作業工程表は，作業開始から食事が提供されるまでの間の各料理の「作業内容」，「時間配分」，「使用する機器」，「担当者」を時間経過に沿って詳細に示したものである．表 2-26 に本書のモデル献立をもとにした作業工程表の例を示した．作業工程表には，料理名，担当者名，食品名，時間経過に沿った調理作業の内容，使用する機器などが記載される．作業工程表は以下のような事項に注意しながら作成する．

・作成ずみの調理作業指示書をもとに，料理名，担当者名，食品名，時間経過に沿った作業場所と調理作業，使用する調理機器を記入する．

表 2-26 ● モデル献立をもとにした作業工程表

〈作業区域区分のマーク〉
○：下処理室（汚染作業区域）　◎：主調理室（準清潔作業区域）　●：盛り付け・配膳室（清潔作業区域）

献立名	担当者名	食品名	9：00	9：30	10：00	10：30	11：00	11：30	12：00	12：30	13：00	使用する厨房機器
ご飯	Aさん	米	○計量 → ○洗米		○浸漬		◎点火　炊飯　蒸らし	●保温ジャーに移す		●盛り付け・提供		洗米機 / 自動炊飯器 / 保温ジャー
		水	○計量									
肉じゃが	Bさん	豚ももスライス	○4cm幅に切る				◎煮る	●ウォーマーに移す		●盛り付け・提供		ピーラー / スチームコンベクションオーブン / ブラストチラー / ウォーマー
		じゃがいも	○皮むき・洗浄	○乱切り								
		たまねぎ	○皮むき・洗浄	○乱切り								
		にんじん	○皮むき・洗浄	○乱切り								
		しらたき	○5〜6cm幅に切る		○下茹で	スチコンスチームモードF（100℃）→ブラストチラー→冷却						
	Cさん	調味料等	○計量									
	Dさん	さやいんげん	○計量	○3〜4cmに切る	◎蒸す							
		かつお・昆布だし	○洗浄			みそ汁のだしから一部とる						
きゅうりの酢の物	Eさん	きゅうり	○洗浄・消毒	○スライス	◎塩をかけしぼる		◎和える	●盛り付け → ●冷蔵庫に保管		●提供		スライサー / スチームコンベクションオーブン / ブラストチラー / 料理保管用冷蔵庫
		カットわかめ	○計量	○浸漬								
	Fさん	鶏ささ身	○計量	○せん切り	◎蒸す → ブラストチラー 冷却 → ◎裂く							
		いりごま	○計量									
		調味料等	○計量									
豆腐のみそ汁	Gさん	木綿豆腐	○1cm角に切る	◎切る			◎煮る	●スープウォーマーに移す		●提供		回転釜 / スチームコンベクションオーブン / ブラストチラー / スープウォーマー
		ぶなしめじ	○洗浄	○せん切り								
		はくさい	○洗浄	◎3cm幅に切る	◎蒸す → ブラストチラー 冷却		●お椀に先盛りする					
	Hさん	こまつな	○洗浄	○だしをとる								
		かつお・こんぶだし	○かつお・昆布の計量	○だしをとる								
		淡色辛みそ	○計量									
		葉ねぎ	○洗浄・消毒	○小口切り								
ミルクゼリー	Iさん	普通牛乳	○計量		○火にかける		◎固める → ブラストチラー	●盛り付け → ●冷蔵庫に保管		●提供		ブラストチラー / 料理保管用冷蔵庫
		生クリーム	○計量									
		水	○計量	○混ぜる			◎カップに注ぐ					
		アガー	○計量									
	Jさん	砂糖	○洗浄・消毒	○切る			◎冷ます					料理保管用冷蔵庫
		オレンジ										

・調理機器については，各料理で使用時間が重ならないように注意する〔スチームコンベクションオーブンやブラストチラーなど，複数の料理・食品で同時に使用できる場合は，それらがすべて庫内に収納できるか（機器の能力）や調理条件が同一なのか（温度・加熱モードなど）に注意する〕．

・種々の作業に対して，各作業の時間配分に無理はないか注意する．

・各料理の作業内容をよく確認して，人員配置（作業担当者の人数に無理はないか，手の空く人はいないか，作業負担のかかりすぎている人はいないか）に注意する．

・作業動線に問題はないか注意する（詳細は後述の「c）作業動線の確認」参照）．

・料理のできあがりは，冷却するもの，冷して提供するものは先に仕上げ，温かくして提供するものは提供時間を考慮して仕上げる．

c）作業動線の確認

　調理中の調理従事者の移動の方向を示す線のことを作業動線という．作業工程を計画する際に調理従事者の作業動線を確認することは，作業効率を上げるために，さらに適切な衛生管理を進めていくために重要である．給食は，食材料搬入→保管→下処理→主調理→盛り付け→提供の流れで食品（料理）と調理従事者が動く．種々の食品（料理）が同時に調理され，それぞれの動線が合理的に結びつき，最終的には食事として提供される．作業工程の計画の際に作業動線の確認事項として以下のようなことがあげられる．

・作業動線が逆行しないように注意する（作業動線は一方通行が理想であり，たとえば，非汚染作業区域から汚染作業区域へ戻ることはよくない）．

・作業動線はできるだけ短くするように注意する（作業動線が長いとそれだけ作業に時間がかかり，また衛生管理上の問題も発生する）．

・作業動線は交差しないように注意する（たとえば，肉・魚・卵の調理担当者の動線と，生食用野菜の調理担当者の動線が交差することなど）．

　できれば厨房のレイアウト図などを用いて，人および食品（料理）の流れを実際に線にして書くと，上記の注意事項がわかりやすく点検できる．

❸新調理システムを活用した生産管理の計画

【 実習 2-15 　新調理システムを用いた生産管理の計画】

a）新調理システムの概要

　各給食施設が喫食者に対して品質の高い食事を提供していくためには，調理工程の作業のむだや食材料のロスなどをなるべく少なくして合理的に調理工程の計画を立てることが必要である．近年，フードサービス業界では，作業の合理化や食材料の在庫管理の効率化，労働環境の改善，人件費削減，人手不足解消などを目的として種々の調理システム（新調理システムという）が開発されている．各給食施設の特性に合わせて，この新調理システムを活用することによって，より合理的な調理工程の計画を立てることが可能となる．**図 2-3** に新調理システムの調理工程について示した．新調理システムは，いわゆる従来型の調理方式のクックサーブに加え，クックチル，クックフリーズ，真空調理の調理法を合理的に組み合わせた集中計画生産の方式である．

b）クックチルシステムの活用

　喫食者 100 名程度の昼食のみの食事を提供する事業所給食を想定して，1 週間（土曜・日曜日は休業日として）のクックチルシステム活用例を**表 2-27** に示した．火曜日に水曜〜金曜日の主菜と副菜を，金曜日に翌週の月曜日および火曜日の主菜と副菜をクックチルシステムにて作り置きの調理をする例である．

　仮に，いずれの曜日の各料理区分も「すべてクックサーブ」で食事を提供し，各日の調理員が 3 人の場合，（給食施設の規模，設備の状況によるが）表のようなクックチルシステムを活用すると，1 週間でのべ 1 人分の調理員を削減できることとなる．新調理システムは，**表 2-27** のような活用法以外にも，院外調理のように病院外の調理施設内（セントラルキッチン）でクックチルやクックフリーズなどにて集中調理された食事を冷却したまま複数の病院へ配送し，配送先の厨房（サテライトキッチン）にて食事の再加熱・提供を

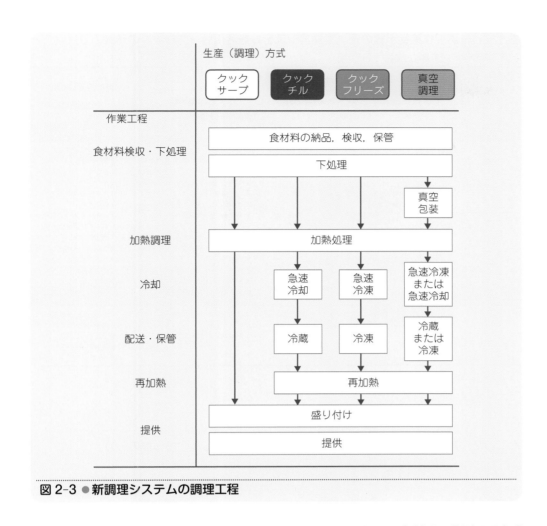

図2-3 ●新調理システムの調理工程

表2-27 ●クックチルシステムの活用例：事業所給食施設の1週間の各料理区分別調理方式

曜　日	月	火	水	木	金
調理員数	2人	4人	2人	2人	4人
主食・汁物・デザートの調理	当日分をクックサーブで調理				
主菜および副菜の調理		〈クックチル〉水曜・木曜・金曜分の作り置き → 再加熱 → 再加熱 → 再加熱			〈クックチル〉月曜・火曜日分の作り置き
	→ 再加熱	→ 再加熱			

想定：喫食者100名程度の事業所給食で昼食のみの提供
クックチルシステムは調理日と提供日を含めて最長5日間の保管が可能.

行うような活用法もある（セントラルキッチンシステムという）. 過疎地域における給食施設のような人手不足の施設においては，ここで示したような新調理システムの活用が期待されている. 新調理システム導入は，料理の数日間の保管が伴うため，より正確で厳格な衛生管理や調理工程管理，食材料管理などの計画が求められる.

c）新調理システムを活用した生産管理の計画

　モデル献立をもとにした表2-25の調理作業指示書を「新調理システム」を活用した調理作業指示書として改変した例を**表2-28**に，作業工程表の例を**表2-29**示した（ただし，ここでは「肉じゃが」の作業のみ抜粋して示した）.

表2-28 ● モデル献立をもとにした調理作業指示書の例〔新調理システムを活用版（肉じゃがの作業のみ）〕

【新調理システム活用（肉じゃがの調理作業指示書）：実習1日目用】

献立名	食品名	1人分 純使用量 (g)	1人分 廃棄率 (%)	1人分 使用量 (g)	100人分 使用量 (kg)	調味 (%)	調理作業指示 下処理室 （汚染作業区域）	調理作業指示 主調理室，盛り付け・配膳室 （非汚染作業区域）	管理基準と管理の方法
肉じゃが	豚ももスライス	50	0	50	5.0		①食材料を計量する ②じゃがいも，たまねぎ，にんじんは泥を落とす ③じゃがいも，たまねぎは機械のピーラーで皮をむき，にんじんはピーラーでむく ④③を加熱用3槽シンクで洗浄する ⑤じゃがいも，たまねぎ，にんじんを乱切りに，しらたきを5〜6cm幅に切る	①調味料類を計量する ②ブラストチラーの予冷 ③ぶた肉，しらたきをそれぞれ下茹でする ④③をそれぞれ1/1穴あきホテルパンに入れ，ブラストチラーで冷却する（5分）．冷却後は冷蔵庫にて保管 ⑤スチームコンベクションオーブンの予熱（加熱条件：スチームモード100℃） ⑥真空パックに食材料と調味料類を入れ，真空包装する（1PC/5人前） ⑦⑥をスチームコンベクションオーブンのスチームモードにて加熱（1/1穴あきホテルパン：10枚）（50分） ⑧ブラストチラーで冷却する（45分） ⑨⑧を冷蔵保管する	汚染作業区域 作業前後の手洗いの徹底 消毒ずみの器具を使用 洗浄水のはね水による二次汚染防止 加熱用3槽シンクによる洗浄 下処理専用器具の使用 非汚染作業区域 作業前後の手洗いの徹底 消毒ずみの器具を使用 加熱温度と時間の管理（75℃・1分以上）（真空包装には真空調理用温度計を使用） 冷却時間と温度の管理（30分以内に20℃付近，もしくは60分以内に10℃付近）（真空包装には真空調理用温度計を使用） 料理保管用冷蔵庫に保管（0〜3℃以下）
	じゃがいも	60	10	67	6.7				
	たまねぎ	20	6	21	2.1				
	にんじん	20	3	21	2.1				
	しらたき	20	0	20	2.0				
	砂糖	5	0	5	0.5	材料の糖分2.9			
	合成清酒	5	0	5	0.5	材料の2.9			
	こいくちしょうゆ	6	0	6	0.6	材料の塩分0.7			
	塩	0.3	0	0	0.0				

表2-29 ● モデル献立をもとにした作業工程表の例〈新調理システムを活用版（肉じゃがの作業のみ）〉

【新調理システム活用（肉じゃがの作業工程表）：実習1日目用】

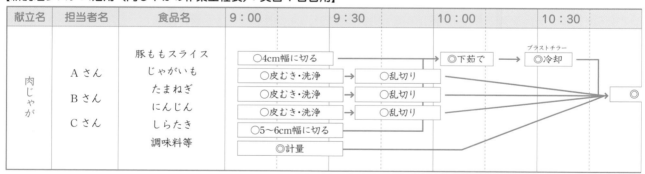

【新調理システム活用（肉じゃがの作業工程表）：実習2日目用】

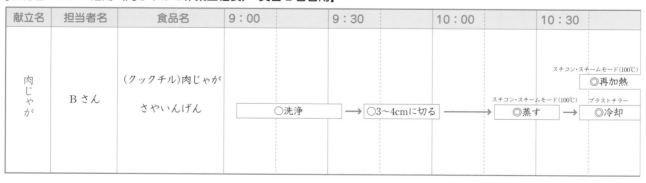

【新調理システム活用（肉じゃがの調理作業指示書）：実習2日目用】

肉じゃが	クックチルにて調理ずみの肉じゃが（1 PC/5人前）		0		20 PC		①さやいんげんを計量する ②さやいんげんを加熱用3槽シンクで洗浄する ③さやいんげんを3〜4cm幅に切る	①スチームコンベクションオーブンの予熱（加熱条件：スチームモード100℃）およびブラストチラーの予冷 ②さやいんげんをスチームコンベクションオーブンのスチームモードで蒸す（3分）(1/穴あき1ホテルパン：1枚) ③②をブラストチラーに入れ冷却する（5分）冷却後はバットに移し冷蔵庫で保管 ④調理ずみ肉じゃがをスチームコンベクションオーブンのスチームモードで再加熱（30分）(1/1穴あきホテルパン：10枚) ⑤肉じゃがの真空パックを開封する ⑥⑤をウォーマーにセットする ⑦盛り付けながら提供する（さやいんげんは天盛りにする）	汚染作業区域 作業前後の手洗いの徹底 消毒ずみの器具を使用 洗浄水のはね水による二次汚染防止 加熱用3槽シンクによる洗浄 下処理専用器具の使用 非汚染作業区域 作業前後の手洗いの徹底 消毒済の器具を使用 加熱温度と時間の管理（75℃・1分以上）（真空包装には真空調理用温度計を使用） 冷却時間と温度の管理（30分以内に20℃付近，もしくは60分以内に10℃付近）（真空包装には真空調理用温度計を使用） 料理保管用冷蔵庫に保管（10℃以下） 喫食までの管理（65℃以上・2時間以内） 消毒ずみの食器の使用
	さやいんげん	6	3	6	0.6				

〈作業区域区分のマーク〉

○：下処理室（汚染作業区域）　◎：主調理室（準清潔作業区域）　●：盛り付け・配膳室（清潔作業区域）

11：00	11：30	12：00	12：30	13：00	使用する厨房機器
真空包装 →	スチコン・スチームモード(100℃)　◎加熱 →	ブラストチラー　◎冷却 →		◎保管	ピーラー スチームコンベクションオーブン ブラストチラー 料理保管用冷蔵庫（0〜3℃）

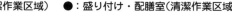

11：00	11：30	12：00	12：30	13：00	使用する厨房機器
	●ウォーマーに移す →	●盛り付け・提供			スチームコンベクションオーブン ブラストチラー ウォーマー

表 2-28 および 2-29 で示した肉じゃがの新調理システムを活用した調理作業指示書および作業工程表は，クックチルの作業に加え真空調理を活用したものを例とした．1 日目の作業は作り置きの作業であるので，作業内容が多いが，2 日目は再加熱が中心となる作業となり，単純な作業となっている．

肉じゃがのみならずモデル献立（ご飯・肉じゃが・きゅうりの酢の物・豆腐のみそ汁・ミルクゼリー）のすべての料理について，新調理システムを活用した作業にすると想定すると，1 日目の実習では，「肉じゃが（表 2-28 および表 2-29 のとおり）」と「きゅうりの酢の物の【鶏ささ身の加熱】」および「豆腐のみそ汁の【具の加熱】」の調理（作り置き）が可能であると考えられる．2 日目の実習では，1 日目の調理ずみの肉じゃがの再加熱，酢の物の鶏ささ身・みそ汁の具の再加熱とその後の調理，1 日目に作り置きのないご飯およびミルクゼリーのクックサーブ調理を進めて行くことになる．

どの食品・料理を 1 日目の実習で作り置きをしておくのかについては，提供する料理が新調理システムに向いているのか，不向きなのか（クックサーブのほうが美味であるとか，新調理システムでは衛生管理上問題があるなど）がポイントとなる．すべての料理を 1 日目の実習にて作り置きすることは不可能ではないが，たとえばご飯はクックサーブのほうが美味であるし（炊きたてご飯のほうが，レンジで温めた冷や飯よりおいしいのと同様），汁物については大量の液状のものを冷却するのに時間がかかる（電気代もかかる）などの理由でクックサーブのほうが適切である．

新調理システムを導入した実習は，一定期間の料理の保管が伴うため，クックサーブのみの従来の実習に比べより厳しい衛生管理が重要となる．徹底した衛生管理を進めていくために，温度（temperature）と時間（time）でしっかりと管理すること（T・T 管理）によって，より適切な新調理システムの衛生管理を進めて行くことができる．

管理栄養士養成施設の種々の状況によるが，学内の「給食の運営」実習において，実際の給食施設の現場の実情に合わせた同じ状況（営業日数・人員配置など）での新調理システムを活用した実習を行うことは難しいものと思われる．しかし，**表 2-28** および**表 2-29** で示したようにクックチルの作り置き調理を行う日と，クックチルの食品・料理の再加熱・クックサーブの調理および食事提供を行う日と 2 日間に分けて実習を行い，「新調理システムの流れ」を実践するだけでも大きな学びになるであろう．

4. 衛生管理

1) 衛生的な調理の評価のための帳票の準備【実習 2-16　検収から提供までの工程における危害分析・重要管理点の設定と管理方法の検討】

❶大量調理施設衛生管理マニュアル

本書は，学内実習を想定した実習書であるので，「大量調理施設衛生管理マニュアル」に基づいて衛生管理を行う．検収から提供までの工程における危害分析・重要管理点の設定と管理方法は，7 つの原則に従って行う（**表 2-30**）．実習前に，手順 1 として，衛生管理の責任者とそれぞれの担当の衛生管理者および記録者を決めておく．同じ献立のなかで，まず作業区域で，下処理を行う汚染区域と，非汚染区域に分けて考える．次に，調理従事者が行わなければならない管理基準，扱う食品についての温度管理を含む管理基準，食品を扱う器具や設備に関わる基準の 3 つに分けて考える．

a) 7 つの原則
・**原則 1**：献立ごとに汚染区域，非汚染区域に分け，調理工程で起こりうる微生物汚染物質，異物混入，間違いなどの危害の分析（hazard analysis；HA）を記入する．
・**原則 2**：各料理の調理工程のなかで特に重点的に管理すべき重要管理点（critical control point；CCP）を設定する．

表 2-30 ● HACCP システム 12 手順と 7 つの原則

	HACCP12 手順, 7 つの原則		給食の衛生管理に対応
手順 1		HACCP 専門家チームの編成	施設の管理者, 管理栄養士, 調理責任者, 衛生管理者等で構成
手順 2		製品（給食）についての記載, 確認	献立計画における品質基準, 生産計画, 調理, 配膳, 配食時の危機要因を想定
手順 3		料理（食事）の使用法についての説明	調理から配食, 喫食までの時間, 温度管理, 喫食者の特性を把握
手順 4		施設内（厨房）見取り図の作成, 調理工程表, 標準作業書の作成	献立別に, 使用する設備・機器とそれらの使用時間, 調理方法の指示
手順 5		施設内（厨房内）見取り図, 調理工程表, 標準作業書の現場確認	各作業の調理担当者への調理工程・作業の確認, 献立別によるミーティングの実施
手順 6	原則 1	危害分析（HA）	調理工程で起こりうる微生物汚染物質, 異物混入, 間違い等の危害の分析
手順 7	原則 2	重要管理点（CCP）の設定	各料理の調理工程のなかで特に重点的に管理すべき CCP を設定
手順 8	原則 3	管理基準の決定	CCP におけるチェック基準（温度, 時間, 重量, 形状, 調理操作手順, 作業方法, 使用器具およびその取扱い等）を定める
手順 9	原則 4	モニタリング方法の設定	CCP に沿っているか温度, 時間, 重量, 作業方法等を監視し, 設定
手順 10	原則 5	改善措置の決定	管理基準に達していない場合の対処法（廃棄, 再調理等）を定める
手順 11	原則 6	検証方法の設定	計画, 管理基準が有効であったか, 計画変更の必要性, 評価のための検証方法を設定
手順 12	原則 7	記録の維持管理	モニタリング, 改善措置, 評価等の記録の様式, 保管方法の整備

（横山理雄, ほか編：HACCP 必須技術　殺菌からモニタリングまで. 改訂版, p191〜192, 幸書房, 2008・鈴木久乃, ほか編：給食経営管理論. p91, 南江堂, 2009 より一部改変）

- **原則 3**：重要管理点におけるチェック基準（温度，時間，重量，形状，調理操作手順，作業方法，使用器具およびその取り扱いなど）を定め，管理基準の決定をする．
- **原則 4**：重要管理点に沿っているか温度，時間，重量，作業方法などを監視し，設定のモニタリング方法を設定する．
- **原則 5**：管理基準に達してない場合の対処法（廃棄，再調理など）を定め，改善措置を決定する．
- **原則 6**：計画，管理基準が有効であったか，計画変更の必要性，評価のための検証方法を設定する．
- **原則 7**：モニタリング，改善措置，評価などの記録の様式，保管方法の整備の記録の維持管理を行う．

　たとえば，肉じゃがを例にとると，非汚染作業区域での調理工程・作業工程の加熱において，原則 1 の危害分析は細菌残存，原則 2 の重要管理点は中心温度，原則 3 の重要管理点の設定として中心温度を 3 点以上で 75℃ 以上で 1 分間以上確認，原則 4 の監視・記録は中心温度を水質検査と温度測定表（**表 2-31**）に記録，原則 5 の改善指導として 75℃ に達していない場合は 75℃ 以上になるのを確認し，そこから 1 分間以上の再加熱を行う．

❷調理従事者等の衛生管理点検表の準備

　調理従事者の衛生管理点検表（**表 2-32**）の調理従事担当者の氏名欄に，あらかじめ調理従事者の氏名を記入しておく．調理前，調理中に頭髪や爪などをチェックする項目を確認しておく．

表 2-31 ●水質検査と温度測定表（例）

① **水質検査　水道水の遊離残留塩素濃度測定**

始業前	測定時間　8 時 20 分	0.3 mg／L	水道の測定場所　スチコン裏シンク	色濁り等　なし
終業後	測定時間　14 時 15 分	0.4 mg／L	水道の測定場所　スチコン裏シンク	色濁り等　なし

② **調理実習室内の室温と湿度の測定**

場所		1	2	3	4	5	6
汚染区域	測定時間	8 時 30 分	9 時 55 分	11 時 05 分	12 時 05 分	13 時 10 分	時　　分
	室温（℃）	19.4	21.3	21.5	22.3	23.5	
	湿度（%）	60	65	68	70	72	
場所		1	2	3	4	5	6
清潔区域	測定時間	8 時 30 分	9 時 55 分	11 時 05 分	12 時 05 分	13 時 10 分	時　　分
	室温（℃）	19.6	23.2	24.1	24.2	23.8	
	湿度（%）	60	72	78	75	72	
場所		1	2	3	4	5	6
洗浄室	測定時間	8 時 32 分	9 時 56 分	11 時 06 分	12 時 06 分	13 時 11 分	時　　分
	室温（℃）	18.2	21.6	22.4	24.7	25.2	
	湿度（%）	58	68	72	79	81	
場所		1	2	3	4	5	6
食堂	測定時間	8 時 33 分	9 時 57 分	11 時 07 分	12 時 07 分	13 時 12 分	時　　分
	室温（℃）	17.6	20.2	23.6	23.3	23.8	
	湿度（%）	55	65	73	75	76	

③ **冷蔵庫・冷凍庫の温度測定**

冷蔵庫の場所			1	2	3	4	5
		測定時間	8 時 20 分	9 時 30 分	10 時 12 分	11 時 00 分	12 時 45 分
汚染	野菜用	温度（℃）	3.2	3.3	3.1	3.2	3.3
汚染	肉・魚・卵用	温度（℃）	2.4	2.6	2.4	2.5	2.4
清潔	清潔区域用	温度（℃）	3.4	3.6	3.5	3.3	3.4
清潔	料理保管用	温度（℃）	3.2	3.1	3.2	3.3	3.2

冷凍庫の場所			1	2	3	4	5
		測定時間	8 時 30 分	9 時 30 分	10 時 25 分	11 時 00 分	12 時 30 分
汚染	保存食用（原材料／調理ずみ食品）	温度（℃）	-23.2	-23.1	-23.1	-23.2	-22.5
汚染	冷凍食品用	温度（℃）	-21.1	-22.0	-21.0	-22.0	-21.5

④ **加熱料理の中心温度（3 箇所以上）**

料理名		1	2	3	4	5
肉じゃが（いも）	時間	11：25	11：26	11：27	：	：
	中心温度（℃）	79.2	80.2	82.1		
料理名		1	2	3	4	5
きゅうりの酢の物（鶏ささ身）	時間	10：25	10：26	10：27	：	：
	中心温度（℃）	76.3	78.4	79.5		
料理名		1	2	3	4	5
豆腐のみそ汁（豆腐）	時間	11：30	11：31	11：32	：	：
	中心温度（℃）	85.1	82.7	84.3		
料理名		1	2	3	4	5
ミルクゼリー	時間	10：45	10：46	10：47	：	：
	中心温度（℃）	89.6	90.5	90.7		

表2-32 ● 調理従事者の衛生管理点検表 (例)

点検項目		調理従事者氏名												
		A	B	C	D	E	F	G	H	I	J			
1	健康診断,検便検査の結果に異常はありませんか	○	○	○	○	○	○	○	○	○	○			
2	下痢,発熱等の症状はありませんか	○	○	○	○	○	○	○	○	○	○			
3	手指や顔面に化膿創がありませんか	○	○	○	○	○	○	○	○	○	○			
4	爪は短く切っていますか	○	○	○	○	○	○	○	○	○	○			
5	指輪やマニキュアをしていませんか	○	○	○	○	○	○	○	○	○	○			
6	着用する実習着,帽子,前掛けは作業専用で清潔なものですか	○	○	○	○	○	○	○	○	○	○			
7	ピアス,イヤリング,ネックレス等の装身具をはずしましたか	○	○	○	○	×	○	○	○	○	○			
8	毛髪が帽子から出ていませんか	○	○	○	○	○	○	○	○	○	○			
9	専用の履物を使っていますか	○	○	○	○	○	○	○	○	○	○			
10	手洗いを適切に行っていますか	○	○	○	○	○	○	○	○	○	○			
11	トイレには実習着のままで入らないようにしていますか	○	○	○	○	○	○	○	○	○	○			
12	実習室から出る場合には実習着を脱いでいますか	○	○	○	○	○	○	○	○	○	○			
13	手指に傷のある者が直接食品の取り扱いをしていませんか	○	○	○	○	○	○	○	○	○	○			
14	盛り付け・サービス時に必要に応じて手袋の使用がされていましたか	○	○	×	○	○	○	○	○	○	○			
15	盛り付け・サービス時にマスクを使用していましたか	○	○	○	○	○	○	○	○	○	○			

評価・改善
盛り付け,サービス時に手袋の使用を忘れている者がいた.また調理中に毛髪が帽子から出ている者がおり,毛髪が異物混入として発生した要因として考えられる.手袋着用や毛髪を帽子に調理中も入っているか確認を調理従事者どうしで行えるよう,事前に衛生教育を行う.

(荒井冨佐子,ほか:給食の運営管理実習テキスト.第5版,第一出版,2012 より改変)

❸調理器具等および使用水の点検表の準備

a) 調理器具,容器等の点検表の準備

　施設の衛生点検表(**表2-33**)を準備し,調理前,調理中,実習終了後に調理器具,容器等,事前に点検項目を把握し,実習厨房のどこに何があるか把握しておく.

b) 使用水の点検表の準備

　水道水の遊離残留塩素濃度の測定には,DPD法を用いて測定するのが一般的である.測定機器の専用の試薬を用い,標準比色板と比較することで,遊離残留塩素濃度を求めている.測定方法は専用のキットの方法に従う.0.1 mg/L 以上の遊離残留塩素濃度であることを確認する.

　水質検査と温度測定表(表2-31)を準備し,事前に使用水の採取場所を決め,記載する.残留塩素濃測定器の使い方を把握しておく.使用水の残留塩素濃度は表2-31に記録する.

❹検便検査結果表の確認

　検便検査は必ず全員が行う.結果が陰性であり保菌していないことが確認できなければ,調理・供食実習に入ることができない.検便検査は実習の1〜2週間前に実施し,実習開始前に必ず検査結果報告を確認する.検便検査結果は1か月間有効であるから,実習期間によっては複数回検便検査を実施する.遅くとも実習前日までに,管理栄養士の役割の者は,検便検査結果を必ず確認しておく.10月から翌年3月にはノロウイルスの検査を含める.

　検便検査結果表(**表2-34**)には,検便検査を受けた者の氏名を事前に記入しておく.また,検便検査結果について確認する管理栄養士を決めておく.

表2-33 ● 施設の衛生点検表（例）

点検日：　　　　　年　　月　　日

			責任者 確認サイン	M	衛生担当者 確認サイン	L

① 調理前の点検　　　　　　　　　　　　　　　　　　　　　　記入担当者（　　　　　N　　　　　）

		点検項目	点検結果
食品の取り扱い 等点検	1	原材料の納入に際し立ち会いましたか	○
	2	検収での発注控に基づき点検を行いましたか	○
	3	原材料は納入時の時刻および温度の記録がされていますか	○
	4	原材料は分類ごとに区分して，適切な場所，適切な温度で保管されていますか	○
	5	原材料の包装を取り除き，専用の容器に入れ換えて保管していますか	○
調理施設の点検	6	手洗い設備には，石鹸・爪ブラシ・ペーパータオル・殺菌液が適切に設置されていますか	○
	7	調理室に部外者が入ったり，不必要な物品が置かれていませんか	○
	8	施設は十分な換気が行われ，高温多湿が避けられていますか	○
調理器具等の点検	9	調理器具・容器等は使用後（必要に応じて使用中）に洗浄・殺菌し，乾燥されていますか	○
	10	全ての調理器具・容器等は衛生的に保管されていますか	○
食堂の点検	11	床面の清掃を行いましたか	○
	12	テーブルを適切に配置し，清掃・消毒を行いましたか	○
	13	消毒したおしぼりなどを準備しましたか	○
	14	サービスカウンター，サービステーブル，トレーワゴン等の清掃・消毒を行いましたか	○
	15	下膳コーナーの準備を行いましたか	○

② 調理中の点検　　　　　　　　　　　　　　　　　　　　　　記入担当者（　　　　　L　　　　　）

		点検項目	点検結果
食品の取り扱い 等点検	1	下処理を確実に実施していますか	○
	2	冷蔵庫または冷凍庫から出した原材料は速やかに調理に移行させていますか	○
	3	非加熱食品であって，やむをえず調理に移行するまで30分以上を要する場合には冷蔵設備に保管されていますか	○
	4	野菜および果物を加熱せずに供する場合には，適切な洗浄・消毒を実施していますか	○
	5	加熱調理食品は，中心部が75℃で1分間以上加熱されていますか	○
	6	食品を放冷する場合，非加熱食品を下処理後一時保管する場合等に，清潔な場所で行っていますか	○
	7	調理後，食品を放冷する場合には，速やかに中心温度を下げる工夫がされていますか	○
	8	調理後の食品は衛生的な容器にふたをして保存していますか	○
調理器具等の点検	9	包丁・まな板等の調理器具は用途別および食品別に用意し，混同しないように使用されていますか	○
	10	使用用品（スポンジ・タワシ・三角コーナー等）が区別して使用されていましたか	○

③ 実習終了後の点検　　　　　　　　　　　　　　　　　　　　記入担当者（　　　　　L　　　　　）

		点検項目	点検結果
食品の取り扱い 等点検	1	調理後の食品は適切な温度管理が行われ，必要な時間および温度が記録されていますか	○
	2	調理後の食品は2時間以内に喫食されていますか	○
保存食	3	保存食は，原材料（購入した状態のもの）および調理ずみ食品を食品ごとに50g程度ずつ清潔な容器に密封して入れ，−20℃以下で2週間以上保存されていますか	○
	4	保存食は，調理された料理を料理ごとに50g程度ずつ清潔な容器に密封して入れ，−20℃以下で2週間以上保存されていますか	○
	5	保存期間を過ぎた保存食は，適切に処理されていますか	○
廃棄物	6	廃棄物（ゴミ）は分別して処理しましたか	○
	7	廃棄物容器は，汚臭・汚液がもれないように管理するとともに，作業終了後は速やかに清掃し，衛生上支障のないように保持されていますか	○
調理施設の点検	8	手洗い設備には，石鹸・爪ブラシ・ペーパータオル・殺菌液が置かれていますか	○
	9	施設は十分な換気が行われ，高温多湿が避けられていますか	○
	10	調理室の清掃はすべての食品が調理場内から完全に排除された後，適切に実施されましたか	○
	11	清掃時に床から60cm以下に置かれている器具類を上にあげて床の清掃をしましたか	○
	12	壁，床，排水溝の清掃および水切りを行いましたか	○
	13	検収コーナー，食品庫の清掃を行いましたか（掃く，床ふき，棚をふく，ゴミの処理）	○
	14	外流し，外周の清掃，整備を行いましたか	○
	15	専用の履物（シューズ，長靴，サンダル等）の汚れを落とし，整頓しましたか	○
調理器具の点検	16	調理器具・容器等は使用後（必要に応じて使用中）に洗浄・殺菌し，乾燥されていますか	×
	17	すべての調理器具・容器等は衛生的に保管されていますか	○
	18	包丁・まな板等の調理器具は用途別および食品別に用意し，混同しないようにされていますか	○
	19	使用用品（スポンジ・タワシ・三角コーナー等）が区別して設置されていますか	○
	20	ふきん・おしぼりの洗濯・消毒は行われましたか	○
	21	その他，文房具等の整備を行いましたか	○
食堂の点検	22	床面の清掃を行いましたか	○
	23	テーブルを適切に配置し，清掃・消毒を行いましたか	○
	24	サービスカウンター，サービステーブル，トレーワゴン等の清掃・消毒を行いましたか	○
	25	下膳コーナーの清掃を行いましたか	○
	26	衛生上のクレームや問題（食堂内の汚れ，異物混入等）が発生した場合に適切な処理を行いましたか	○

評価・改善
スチコンのホテルパンに洗剤が残っており，すすぎが不十分と考えられる．すすぎの時間を長くするように注意する．

（荒井冨佐子，ほか：給食の運営管理実習テキスト．第5版，第一出版，2012より改変）

表 2-34 ● 検便検査結果表（例）

検便検査結果一覧表（○○年○月○日　実施分）			確認管理栄養士　氏名　○○○○　　印				
番号	学籍番号	氏名	検便検査結果				
			赤痢菌	サルモネラ菌	腸管出血性大腸菌	ノロウイルス	（　　　　）
		A	（−）	（−）	（−）	（−）	
		B	（−）	（−）	（−）	（−）	
		C	（−）	（−）	（−）	（−）	
		D	（−）	（−）	（−）	（−）	
		E	（−）	（−）	（−）	（−）	
		F	（−）	（−）	（−）	（−）	
		G	（−）	（−）	（−）	（−）	
		H	（−）	（−）	（−）	（−）	
		I	（−）	（−）	（−）	（−）	
		J	（−）	（−）	（−）	（−）	
評価・改善							

❺調理施設の点検表の準備

a）調理施設の点検表の準備

施設の衛生点検表（表2-33）を準備し，①調理前の点検における6〜8の項目，および③実習終了後における8〜15の項目を確認しておく．

❻調理等における点検表の確認

a）下処理・調理中の食品の取り扱いの確認

施設の衛生点検表（表2-33）の①調理前の点検における1〜5の項目，および②調理中の点検における1〜8の項目を確認しておく．下処理・調理中の取り扱いについては，作業工程のなかで確認を行う．

実習献立に合わせて，点検項目を把握する．4の加熱せずに提供する野菜の酢の物のきゅうり，みそ汁の葉ねぎ，デザートのオレンジが生食であるため，きゅうり，葉ねぎ，オレンジの消毒について当日に作業工程で確認する．

5の加熱調理食品は，肉じゃが，きゅうりの酢の物のささ身，豆腐のみそ汁が該当するため，温度測定を実習当日に行うことを作業工程で確認する．食品の加熱時の中心温度測定は，水質検査と温度測定表（表2-31）に記録する．あらかじめ料理名を記載しておく．

b）調理後の食品の取り扱いの確認

施設の衛生点検表（表2-33）の③実習終了後の点検における1〜2の項目をチェックする．温度管理については，料理の温度管理表（**表2-35**）に料理保管時の温度や，できあがり時間および提供時間なども含めて記載する．

c）廃棄物の取り扱いの確認

厨房内のごみ処理に関し，ごみの種類により分別し，ごみ箱の設置場所について確認する．

施設の衛生点検表（表2-33）の③実習終了後の点検における6〜7の項目をチェックする．

表2-35 ● 料理の温度管理表（例）

	記録日：	年	月	日

記入担当者（	L	）

○料理の温度確認

料理名	できあがりの時刻と温度	提供終了時の時刻と温度	保温・保冷機器	できあがり記録責任者	提供終了時記録責任者
ご飯	11：45 65℃	13：00 63℃	保温ジャー	A	A
肉じゃが	11：25 80℃	13：00 75℃	ウォーマー	C	B
きゅうりの酢の物	11：20 15℃	13：00 10℃	料理保管用冷蔵庫	E	F
豆腐のみそ汁	11：50 90℃	13：00 83℃	スープウォーマー	G	H
ミルクゼリー	11：25 12℃	13：00 9℃	料理保管用冷蔵庫	I	J

評価・改善

❼食品保管時の記録簿の準備

a）原材料保管時の準備

　検収の記録簿（**表 2-36**）には，発注書から事前に業者ごとに，納入業者名，納品される食品の品目名を記載しておく．

　水質検査と温度測定表（表 2-31）の検食（原材料保管）用の冷蔵庫，冷凍庫の温度記録を確認し，記録する．

b）調理終了後 30 分以内に提供される食品

　作業工程から，調理終了後 30 分以内に提供される食品について確認しておく．料理の温度管理表（表 2-35）に提供時間や温度記録することを確認しておく．

c）調理終了後 30 分以上に提供される食品

温かい状態で提供される食品

　料理の温度管理表（表 2-35）に調理工程，作業工程から，肉じゃが，豆腐のみそ汁を記入し，保温機器，時間記入を確認しておく．

加熱後冷却する食品

　料理の温度管理表（表 2-35）に調理工程，作業工程からきゅうりの酢の物の鶏肉ささ身，ミルクゼリーについて作業工程表で確認し，保冷機器，時間記録などを確認する．

その他の食品

　きゅうりの酢の物の保冷設備への時間や温度記録を作業工程表で確認する．

❽食品の加熱加工の記録簿の準備

　肉じゃがについては，スチームコンベクションオーブンで複数回転する場合や，異なるホテルパンの温度記録をとるために，水質検査と温度測定表（p44, 表 2-31）の温度測定を行う料理とタイミングを確認しておく．

表 2-36 ● 検収の記録簿（例）

検収の時刻・室温：（　：　）・（　　℃）

※表面温度

No.	納品の時刻	納入業者名	品目名	生産地	期限表示 年月日	数量 (g)	品温 (℃)	鮮度	包装	異物	保存 食採取
注意点			即日消費食品のみ（在庫食品を除く）		忘れず記載する		適温か確認する	×印があった場合は，インシデントレポートを作成			
1	9：00	○○精肉店	豚ももスライス	岡山		5,000	6℃	○	○	○	○
2	9：00	△△青果店	じゃがいも	北海道		6,667	7℃	○	○	○	○
3	9：00	△△青果店	たまねぎ	大阪		2,128	18℃	×	○	○	
4	9：00	△△青果店	にんじん	北海道		2,062	15℃	○	○	○	○
5	9：00	××豆腐店	しらたき	奈良		2,000	10℃	○	○	○	
6	9：00	△△青果店	さやいんげん	宮崎		659	12℃	○	○	○	
7	9：00	△△青果店	きゅうり	奈良		5,102	8℃	○	○	○	
8	前日 13：00	□□商店	カットわかめ	兵庫	□月△日（実習日 3 か月後）	100	22℃	○	○	○	
9	9：00	○○精肉店	鶏ささ身	大阪		1,000	5℃	○	○	○	
10	9：00	××豆腐店	木綿豆腐	京都	○月×日（実習日前日）	7 丁	7℃	○	○	○	
11	9：00	△△青果店	ぶなしめじ	兵庫		1,111	10℃	○	○	○	
12	9：00	△△青果店	はくさい	長野		1,064	8℃	○	○	○	○
13	9：00	△△青果店	こまつな	大阪		1,176	10℃	○	○	×	○
14	9：00	□□商店	淡色辛みそ	長野	○月△日（実習日 7 日後）	800	7℃	○	○	○	○
15	9：00	△△青果店	葉ねぎ	大阪		319	9℃	○	○	○	
16	9：00	□□商店	普通牛乳	宮城	○月△日（実習日 7 日後）	4,000	18℃	○	○	○	
17	9：00	□□商店	生クリーム	宮城		1,000	9℃	○	○	○	○
18	9：00	△△青果店	オレンジ	鹿児島		13 個	8℃	○	○	○	○
19	：					g	℃				
20	：					g	℃				

（進言事項）
・たまねぎ
　たまねぎが傷んでいたため，同日○：○までに再納品を依頼した．
・こまつな
　こまつなに「わら」が混入していたので，下処理で十分に洗浄するように指示をした．

3

実施（do）

```
学修到達ポイント

●食材料の検収・保管・出庫の取り扱いができる.
●計画された作業・調理工程に応じた大量調理の作業ができる.
●生産および提供サービスにおける品質管理ができる.
●食事の内容に合わせた栄養情報の提供ができる.
●施設・設備条件および献立に応じた重要管理点の設定と管理ができる.
```

　本 Chapter は，「給食の運営」実習の大量調理実習時に必要な生産管理および衛生管理の手順・技術についてまとめている．調理工程および作業工程等の計画に基づく大量調理を行うことで生産管理の実際を理解し，また併せて HACCP の概念に基づく衛生管理の実際についても理解する内容となっている．

1. 生産管理

1）検収・保管・出庫

❶検収・保管・出庫の際の温度管理【 実習 3-1 　検収・保管・出庫】

a）検収

　発注伝票控えと納品伝票，現品とを照合しながら，納品される食材料が発注どおりのものであるかを管理栄養士，栄養士，調理師などの検収責任者が，検収の記録簿（**表 2-36**）に基づき現品を点検・記録して検収室にて受け取る．

　検収の記録簿には品質鮮度（官能検査法[注]と理化学的鑑別方法がある．理化学的鑑別方法には物理学的方法[注]と化学的方法[注]の 2 つがある），数量（実際に計量する．箱詰めの場合は包装の表示などの確認を行う），品温〔放射温度計[注]を用いて測定する（図 3-1 参照）．納品の際の品温が適切かどうかを判定する〕，消費期限や賞味期限の表，包装状態（包装などは破れていないか，衛生的な容器に入っているかを調べる），異物混入（衛生害虫などの異物の混入がないかを確認する）の有無の点検を行い，記録する．

　検収は常に厳正な態度で行わなければならない．検収の結果，異常品があればただちに返品し，交換品を納入してもらう．同じ食材料での交換品がない場合，代替食材料を準備し献立を変更する．

b）保管

　納品された原材料は，検収後，「大量調理施設衛生管理マニュアル」の「別添 1　原材料，製品などの保存温度」を参照し保管設備に保存する（**表 3-1**）．食材料によっては低温保管によって品質低下（低温障害）を起こすものがあるので注意する．

　検食[注]を採取した後の原材料は，食肉類，魚介類，野菜類などに分類して保管する．検食は食中毒が起きた場合の原因究明の資料となる．

官能検査法
五感を使い外観，色合い，においなどの鮮度を鑑別する方法．

物理学的方法
比重，融点，硬度，容量，温度，乾燥度，凝固点，紫外線照射などを測定して行う鑑別法．

化学的方法
成分，添加物，有害物，抗生物質，農薬などの分析，活性酸素，酸化されやすいビタミン，pH（腐敗）の測定などを行う鑑別法．

放射温度計
食品からの放射熱を捉えて温度を測定する温度計．非接触で食品の温度を測定できる．

低温障害
低温障害を起こしやすい食材料．

	保管温度（℃）
バナナ	13.5～22.0
きゅうり	10.0～13.0
さつまいも	12.5～15.5
なす	7.0～10.0
すいか	4.0～10.0

（www.pref.kagawa.jp/agrinet/dougubako/keiei/ryutu/8.pdf より抜粋）

表 3-1 ● 食品の保存温度

保存温度	食品名
室温（20℃）	穀類加工品（小麦粉，でん粉），砂糖，液状油脂，乾燥卵，清涼飲料水（食品衛生法の食品，添加物等の企画基準に規定のあるものについては当該保存基準に従うこと）
15℃以下	ナッツ類，チョコレート類，バター，チーズ，練乳
10℃前後	生鮮果実，野菜
10℃以下	食肉・鯨肉，食肉・鯨肉製品，茹でだこ，生食用かき，魚肉ソーセージ，魚肉ハムおよび特殊包装かまぼこ，殻付き卵，乳・濃縮，脱脂乳，クリーム
8℃以下	液卵
5℃以下	生鮮魚介類（生食用魚介類も含む）
−15℃以下	冷凍茹でだこ，生食用冷凍かき，冷凍魚肉練り製品
−18℃以下	凍結卵

（厚生労働省：大量調理施設衛生管理マニュアル，2013より改変）

業者が食材料を納品する際には，原材料の包装による汚染を持ち込まないように段ボール・新聞紙などを取り除き，専用の清潔な蓋付き容器に入れ替える．一方で，原材料は直接に床面に接触させないようにも注意する．

c）出庫

貯蔵食品の入庫・出庫の食品受け払いを常に的確に行い，在庫量，品質，保管環境などを定期的に調査して正確に把握し，記録する．必要とする時に使用できるように維持・管理する．なお，出納管理は先入れ先出し法[注]を原則とする．

納入業者に対しては，契約時に衛生的な取り扱いについて指導を実施する．

2）調理工程，作業工程の実施

❶ 大量調理機器を利用した調理作業の実施
【実習 3-2　大量調理機器を利用した調理作業の実施】

a）下処理での作業

下処理室で野菜類，いも類，魚類などの洗浄を行い，皮や内臓などの廃棄部分を取り除く．

b）下処理のための調理機器・設備

- 球根皮むき（ピーラー）：さといも，じゃがいもなどを効率よく，短時間で洗いながら皮をむくことができる全自動皮むき器である．
- 合成調理機（フードスライサー）：替え刃プレートの交換により，せん切り，おろし，輪切りなどに野菜類を短時間で切裁する．
- フードカッター：キャベツ，たまねぎ，にらなどの野菜類をみじん切りにするのに適している．
- 洗米機：循環式の水圧を利用して洗米を行う．
- シンクや台：ドライシステム対応のシンクや台は床に水が流れないようになっている．

c）主調理での作業

少量調理と違い，大量調理は調理時間が長時間に及び，温度変化が緩慢である．また，水分蒸発量が少なく，加熱後の余熱が大きく煮崩れしやすい．そのため給食数，献立内容（調理方法）によって必要な加熱調理の機器が決まる．

- **炊飯**：米の重量の1.3～1.4倍程度の水分を加える．加水量は，米の吸水量と蒸発量を考慮して決定する．実習室の炊飯釜を用いて炊飯する場合の加水量や浸漬時間を標準化しておく．無洗米や雑穀を使用する際は，加水量を白米よりも多めに設定する．
- **茹でもの**：材料を入れた際の温度変化を防ぐため，十分な水分量で調理する．火の通りにくい根菜類やいも類は水から茹で，色を美しく仕上げたい葉物野菜などは湯を用い短時間で茹であげ，冷水に取り変色を防ぐ．葉物野菜の加熱に必要な時間は少量調

理と大差はなく 3～5 分程度である。材料の投入量は，湯に対して 10％程度にとどめる。スチームコンベクションオーブンのスチームモードを用いて蒸す方法もある。

- **煮物**：鍋を用いた煮物の調理は少量調理よりも煮崩れを起こしやすい。煮崩れの原因は，かき混ぜる頻度やタイミング（加熱や調味のむらを防ぐために撹拌が必要となる），食材料が重なることで起こる変化（上に乗った食材料の重みで下の食材料が圧迫される），過加熱（余熱が大きいために加熱しすぎる）などがある。

  煮崩れを少なくするためには，調味料を合わせた煮汁を煮立たせてから材料を加えて煮る，材料の大きさを揃える，熱の通りにくい食品は下茹でしておく，火の通り具合はやや早め（八分通り）にするなど，調理工程を工夫する必要がある。本書のモデル献立のようにスチームコンベクションオーブンのコンビモードを用いると煮崩れしにくい。

- **炒め物**：炒め物は，大量調理のなかでもっとも難しい調理法の一つである。野菜や付着水に含まれる水分が蒸発せず蒸し煮の状態になることや，調味後の時間経過に伴い脱水や放水が起こり，歯触りや色彩，調味濃度が低下することがある。品質の低下を防止するために，野菜の洗浄後の水切りをしっかりすること，材料は下茹でして水切り，あるいは油通しを行うこと，1 回に炒める量を少なくすることが重要である。スチームコンベクションオーブンのコンビモードを用いて炒め物を作る方法もある。

- **和え物**：野菜の洗浄後は付着水や吸水により水分量が増加する。また，調味後の時間経過に伴い，脱水や放水が起こり，調味濃度に影響する。食材料や付着水の水分を除くためには，清潔なさらし袋に食材料を入れてしぼる方法や，食品用脱水機を用いる方法がある。食品用脱水機を使用する場合は，消毒を十分に行う。しぼり加減は調味濃度に影響するため，しぼり加減（しぼる前の食材重量の何％までしぼるか）を標準化しておく。

- **揚げ物**：投入量は，油に対して 10～15％程度にし，油の温度を油温計等で確認しながら揚げる。いも類のようなでんぷん製の食材料は糊化に時間がかかるので 160～170℃で，食肉や魚介類は 180～200℃で短時間で揚げる。食肉や魚介類は，揚げる直前まで冷蔵庫で保管する。

  試作時に，1 回の投入量，揚げ油の温度，材料を投入してからできあがりまでの加熱時間が何分であったかを記録しておき，100 食提供の場合は，試作のデータをもとに揚げはじめる時間を計画する。

- **焼き物**：加熱温度や時間の設定は，焼き物機の種類や性能によって異なる。試作時に 1 枚のホテルパン（天板）に，たとえば魚の切り身を何切れのせることができるか，何℃で何分の加熱が必要かを検討しておき，100 食提供時に生かす。スチームコンベクションオーブンを用いる場合は，調理モード，調理温度および調理時間の検討が必要である。

- **調味のポイント**：大量調理では調味の数量化（調味パーセント）が必須である。基本的には少量調理の調味パーセントを参考にするが，加熱による蒸発量の違いや，水分量の変化，調理終了後から喫食までの時間経過が味に影響を与える。塩分濃度計などによる確認を行うとともに，味を確認しながら調味することが大切である。調味料は 70％程度を使用した後，味見を行い，必要に応じて残りを加える。

d) 調理機器

- **レンジ（ガス式，IH 式，電熱式）**：ガスレンジとテーブルレンジの 2 種類あり，点火方式，バーナーの種類や配列などのほか，ガス，電気，電磁誘導加熱といった熱源がある。

- **立体炊飯器**：2 段 3 段と組み合わせた立体的な形でスペースが少なく大量の炊飯ができる。炊きむらを防ぐため，容量の 70～80％で使用する。

- **回転釜**：煮物，炒め物，汁物，茹でものなど，幅広い用途がある。ハンドル操作によって回転できるので，食品の取り出し，内部の掃除など取り扱いやすい。ドライシステム対応のものもある。

加水量の調節

大量調理では，加水中の水分蒸発率が小さいため，煮汁の量を控える。

表 3-2 ● スチームコンベクションオーブンを使用した調理例

調理名	形状	調理モード	調理温度	調理時間
ハンバーグ（生）	150 g/ 個	スチーミング＋ホットエアー	220℃	10 分
焼き魚	100 g/ 切	ホットエアー	270℃	5 分
煮魚	100 g/ 切	スチーミング＋ホットエアー	180℃	15 分
ローストチキン	1 kg/ 羽	ホットエアー	190℃	35 分
シュウマイ（冷凍）	16 g/ 個	スチーミング	100℃	12 分
じゃがいも	30 g/ 個	スチーミング	100℃	15 分
ブロッコリー	25 g/ 個	スチーミング	100℃	5 分
茶わん蒸し	φ90 m/m 碗	スチーミング	85℃	15 分
クロワッサン（冷凍発酵済）	50 g/ 個	コンビスチーミング＋ホットエアー	85℃	15 分

〔（株）フジマック・コンビオーブン説明書〕

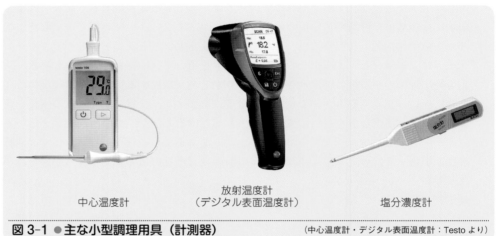

中心温度計　　　放射温度計（デジタル表面温度計）　　　塩分濃度計

図 3-1 ● 主な小型調理用具（計測器）　　　（中心温度計・デジタル表面温度計：Testo より）

- **ティルティングパン（ブレージングパン）**：平底回転釜で，ガス式，電気式がある．焼き物，炒め物，煮物，蒸し物，揚げ物などの加熱調理機器として便利である．
- **スチームコンベクションオーブン**：熱風と蒸気を併用し，加熱温度や湿度の調整により，焼き物，煮物，蒸し物，茹でるなどあらゆる調理に対応できる（**表 3-2**）．新調理システムにおける再加熱，保温，真空調理，冷凍食品の解凍などにも活用できる．
- **急速冷却器**：冷却器には空冷式のブラストチラーと水冷式のタンブルチラーがある．加熱済食品を 30 分以内に中心温度を 20℃ あるいは 60 分以内に 10℃ まで急速冷却する場合に用いる．また，加熱後の料理を急速冷却する新調理システムに欠かせないものである．底の深いホテルパンでは冷却効率が悪くなるため，浅いものを使用する．軽い食材料は冷風で飛び散るため注意する．
- **フライヤー**：サーモスタットが働き，常に適温に保たれるので，きれいに揚げ物ができる．
- **中心温度計（図 3-1）**：食材料にさしこみ，中心温度を測定する．液体の場合は液体中の温度を測定する．料理の最終加熱温度を測定し，75℃ で 1 分以上の加熱を行う．ノロウイルスの感染のおそれがある場合は 85℃ ～90℃ で 90 秒以上加熱を行う．
- **デジタル表面温度計（図 3-1）**：食品に接触せずに食品表面からの放射熱（赤外線）を捉えて温度を測定する温度計である．検収時に使用する．
- **塩分濃度計（図 3-1）**：みそ汁やスープなどの液体の食塩濃度を測定できる．測定可能な温度範囲は使用する塩分濃度計により異なる．具などの固形物に触れると実際の塩分濃度よりも低く表示されるので注意する．料理のできあがり時に食塩濃度を測定し，調味濃度の調整を行うために使用する．

表 3-3 ●モデル献立の設計品質をめざした調理のポイント

	設計品質をめざした調理の方法	ポイント
ご飯	●試作時に適当な加水量を決定する	
肉じゃが	●煮崩れを防ぐために，スチームコンベクションオーブンを用いて調理する ●試作時の調味液の量が，用いるホテルパンの容量に対して適切かどうかを検討し，調節する	●試作時に1枚のホテルパン（深型を用いる）で何人分調理ができるかを考えておく
きゅうりの酢の物	●塩もみ後のきゅうりは，さらし袋を用いてしぼる．しぼり加減は味の付き方に影響するので，標準化しておく．また，調味液を1度に加えると食材料からの水分が出て味が薄まるため，調味液は2度に分けて加える	●調味液を2度に分けて加える場合，1度目に調味した調味液ときゅうりから脱水した水分は廃棄する
豆腐のみそ汁	●みそは事前にだしで溶いておく ●70％程度のみそを加えて味を確認してから，必要に応じて残りを加える ●食塩濃度を必ず確認する	●みそを加える際は火を止め，できるだけ提供時間間際に仕上げる ●ウォーマーで保温する際，保温時間が長くなるほど蒸発率が高くなり，品質に影響を与える
ミルクゼリー	●アガーは完全に煮溶かす．試作時にアガーの濃度，砂糖の濃度が適切かどうかを検討する ●オレンジは1個から何切れをカットするか決めておく	●アガーは溶けにくいので，砂糖（グラニュー糖が良い）と混ぜておく．90℃程度に加熱し，完全に煮溶かす
だし	●回転釜の火加減によって，蒸発量が変わることを考慮する ●昆布やかつお節の吸水量も考慮する	●昆布はたこ糸でしばり，かつお節はだし袋に入れて，取り出しやすいようにしておく

3) 調理工程時の品質管理

❶設計品質をめざした調理（適合品質）

【 実習 3-3 　設計品質をめざした調理（適合品質）】

　総合品質は，設計品質と適合品質からなり，2つの品質の評価によって総合評価がなされる．設計品質は利用者のニーズを反映し献立・作業指示書として提示される．適合品質は，設計品質で提示された作業指示書と実際に提供した食事との適合度を示す品質である．

　モデル献立をもとにした調理作業指示書（表2-25）に沿って作業を進める．モデル献立における設計品質をめざした調理のポイントを**表3-3**にあげる．

　加熱調理の中心温度は水質検査と温度測定表（表2-31）に記載する．施設の衛生点検表（表2-33）の②調理中の点検に関する1〜10の項目が実施できているかを意識しながら作業を行う．

4) 配膳時の品質管理

　消毒保管庫から食器を取り出し，食器が欠けていないか，ひびが入っていないかを確認しながら食器の枚数を数える．食器に触れる前に手洗い消毒を行い，衛生的に配膳することが重要である．

❶盛り付けや提供作業の管理ポイント【 実習 3-4 　盛り付けの精度管理】

a) 汁物の食塩濃度，糖度の測定

　汁物は食塩濃度を測定し，予定献立の濃度と比較する．シロップやソースなどは糖度を測定し，煮詰め加減を調整する．

b) 盛り付けの手順

　盛り付けは，供食時間を考慮し作業計画の時間配分や人員配置を考える（作業工程表）．盛り付けの作業手順は，あらかじめ盛り付けを行っていても外観や味などの品質が変わらない料理から盛り付けを行い，提供時まで適温で保管する．あんかけやソース類などは，

表 3-4 ● モデル献立の盛り付け方法のポイント

	1 人分の盛り付け量の考え方	ポイント
食器や盛り付けに必要な器具の準備		● 洗浄ずみの食器は消毒保管庫から取り出し，食器が欠けていないか，ひびが入っていないかを確認する．ゼリーや酢の物を盛り付ける器は，早めに消毒保管庫から取り出し，冷ましておく ● 配膳を行う前に手洗いを行い，調理台はアルコールで消毒する．盛り付けに必要な器具や手袋を準備する
ご飯	● 全体のできあがり量を計量したものを提供人数で除し，1 人分の提供量を算出する	● 炊飯釜やしゃもじに付着する量を考慮し，1 人分の提供量（計算値）よりも少なめの重量で盛り付けていく（確認のため，ときどき重量を測る） ● 茶碗の縁にご飯粒がつかないように注意し，中央が高くなるように盛り付ける
肉じゃが	● 下処理の際に，1 人あたりの提供個数を考慮しておくと，盛り付けの際にばらつきが生じにくい（たとえば，じゃがいもは 20 g が 3 個，にんじんは 10 g が 2 個になるように切る） ● さやえんどうは本数を決めておく	● 具材にばらつきが出ないように，レードルですくいながら盛り付ける．じゃがいもは 3 個，にんじんは 2 個，その他の食材料がまんべんなく盛り付けられるようにする ● お皿の縁についた煮汁は拭き取る
きゅうりの酢の物	● 具材と液体が混在する料理は，盛り付けにばらつきが生じやすい．ここでは具材 100 人分を 4 つのバットに分け，1 つのバットを 25 人分に盛り付ける方法を記載する	● できあがった酢の物を具材と液体に分け，具材を 4 つのバットに分ける ● 1 つのバットの具材を 5 列に区切り，1 列を 5 皿に配分できるよう，調整しながら盛り付ける ● 中央が高くなるように盛り付ける ● 調味液は 1 人分の分量を算出し，後からかける
豆腐のみそ汁	● 野菜のクロロフィルは長時間加熱すると退色してしまうため，茹でたこまつなと葉ねぎはお椀に先に盛っておく ● 全体のできあがり量を計量し，1 人分を算出する	● 1 人分の盛り付け量に見合う容量のレードルを用いる．横口レードルを用いると器を汚しにくい ● 具がなるべく均等になるように入れる ※ 豆腐の大きさが小さいほうが，盛り付け時の個数のばらつきは少なくできる
ミルクゼリー	● 全体量を計量し，全体のできあがり量を計量し，1 人分を算出する	● 鍋などの器具に付着する量を考慮し，1 人分の計算値より少なめに注ぎわける．器に注ぐ際は，1 L の計量カップなどを用いる ● 冷やし固める前に，泡をスプーンで取り除き，器の汚れは拭き取る

あらかじめ盛り付けを行うと品質が低下するため，ウォーマーに入れて保管し喫食者の前で盛り付けをする．炊きあがったご飯は炊飯ジャーに移し，汁物はスープウォーマーに移し，喫食者の前で盛り付けをする．

・衛生的な盛り付け：

配膳室に入る前に帽子，マスクなど衣服の再点検を行う．盛り付けは，手洗いをして清潔な手で行う．直接手で料理に触れる場合は使い捨て手袋などを着用する．器具や食器は消毒ずみのものを用いる．ふたを使用し，ほこりが入らないようにする．

・盛り付け量にむらなく均一に盛り付ける：

できあがり重量から1人分の量を計算し，分量，食材料の種類，煮汁，水分量などを均等に盛り付ける．汁などは容量の決まっている玉杓子を使用すると作業効率が上がる．器を汚さないように，横口レードルを使用する．重量を測定しながら敏速に盛り付けを行うが，一皿一皿で食材料の偏りがないように気をつける．

・美しく盛り付ける：

料理は初めに目で見て味わうため，盛り付けは重要である．料理は立体的に盛り付け，ご飯や小鉢料理は中央を高くする．

・食器選びのポイント：

給食用の食器は見た目がきれいで扱いやすく，耐久性に優れ衛生的であることが重視される．一般的に給食で使われる食器はメラミン，ポリプロプレンが主流である．環境ホルモンの溶出には注意する．

モデル献立における精度の高い盛り付けのポイントを**表3-4**にあげる．

❷食事提供のための帳票とその評価・食品の加熱加工の記録簿【 実習 3-5 **適温提供管理，** 実習 3-6 **食事提供のための帳票とその評価・食品の加熱加工の記録簿】**

a) 提供温度

原則として，冷めてよいものから盛り付ける．温かいものは温かく，冷たいものは冷たく適温で提供する．人が好ましいと感じる温度は体温の±30℃が目安とされる．提供までの間，温蔵庫や台下冷蔵庫などの保管庫を用い，温菜は65℃以上，冷菜は10℃以下で保管する．

料理のできあがりの時刻と温度，提供終了時の時刻と温度を測定し，料理の温度管理表（**表2-35**）に記録する．できあがり時の記録責任者は料理のできあがり時刻と最終加熱温度を測定する．提供終了時の記録責任者は提供終了時の時刻と温度を測定し，料理のできあがりの時刻から2時間以内に料理の提供が終了しているかどうかを確認する．

5）食事に関する情報の提供

❶栄養情報の提供【 実習 3-7 **媒体を活用した栄養成分表示】**

食事提供時における栄養情報の提供については，実習の計画（plan）時に作成した媒体等を配布・掲示する．Chapter 2の1の4）（p28）でも記述したとおり，食卓メモ，ポスター，リーフレットなどの媒体の掲示・配布や，サンプルケースによるメニュー展示などの方法によって栄養情報の提供を進めていく．媒体は，利用者の見やすい場所に掲示する．

栄養成分表示による栄養情報の提供については，食事の提供方式（単一献立・複数献立・カフェテリア方式）によって，情報提供に工夫が必要となる．複数献立方式での栄養成分表示では，それぞれの定食の栄養成分の提示だけでなく，各定食のおすすめポイントやターゲットとする層〔性別・年齢・活動量等（例：女性におすすめの定食）〕などの情報も併せて提示すると効果的である．一方，カフェテリア方式での栄養成分表示では，各メニュー単位での栄養成分やおすすめポイントの提示に併せて，望ましいメニューの組み合わせ例を示すなどの工夫が必要である．

6) 食堂の準備【 実習 3-8　食堂の準備】

　給食施設の食堂は，提供される栄養管理がなされた食事を通して栄養教育を行う場である．同時に，喫食者同士が供食を通してコミュニケーションを図り，楽しく食事をとる空間でもある．複数の利用者が出入りする汚染区域でもあるため，清潔を心掛け，利用しやすいような整備を心がける必要がある．

❶食堂の整備と食堂環境

　喫食時間の少なくとも 30 分前には，テーブルおよび床の清掃を行い，照明，空調，テーブル・椅子の配置確認および配膳カウンター・下膳コーナーなどの整備を行う．さらに，食堂入口にはサンプルケースを設置し，当日の献立を展示する．給食利用者の衛生面への意識づけを行うために，手洗いを推奨する掲示物や手指消毒用アルコールを目につきやすい場所に配置してもよい．喫食者アンケート用の筆記用具は，利用者が使いやすいように各テーブルに配置する必要がある．

　楽しく食事をしてもらうためには食環境の整備も重要である．穏やかな BGM を流したり，季節の卓上花（香りが強くなく，虫がついていないもの）や年中行事に関係する展示物を飾ったりすることも食堂の雰囲気を明るくする．また，食欲増進効果のある暖色系色彩のランチョンマット（献立内容や栄養教育情報を印刷されたものでもよい）を用いてもよい．

❷カトラリーや給茶機の準備

　カトラリーやトレイは利用者が手に取りやすいような配置を心掛ける．清潔であることは必須であり，事前に汚れの付着がないか確認をしておく．カトラリー類は，和食，洋食，中華の料理様式を意識するとともに，食べやすさを考慮した選定を行う必要がある．

　また，利用者が飲み物を自由に飲めるように，給茶機やポットをカウンターやテーブルに準備する．日本茶（緑茶・ほうじ茶），紅茶，中国茶（烏龍茶・ジャスミン茶）など，献立によって適した飲料を選択する．さらに，季節に応じて温かいお茶や冷茶など提供温度を変えると喫食者満足度の向上にもつながる．

7) サービス係の任務【 実習 3-9　サービス係の任務】

　給食利用者に気持ちよく食事をしてもらうためには，提供する側の接客態度も重要である．円滑に食事を提供できるように食堂における利用者の動線を把握し，適切な誘導を行う．さらに，誘導や配膳介助を行う際の接客態度や言葉遣いに注意し，利用者に不快な思いをさせないようにするため従業員教育を徹底する必要がある．接客態度によって喫食者の満足度が左右されることも多いため，喫食者の満足度調査アンケート（p72，表 4-6 参照）の評価項目の一つとしてもよい．また，食堂で接客サービスを担当する者は，好感を与える態度を心掛けるとともに，快適な食空間を維持するため，常に整理・整頓・清掃（3 S）を意識することが重要である．

2.　衛生管理

1) 衛生管理の計画と実際【 実習 3-10　検収から提供までの工程における危害分析・重要管理点の設定と管理】

❶施設条件および献立に応じた重要管理点の設定と管理

　計画時の危害分析・重要管理点の管理を行う．たとえば本書のモデル献立の肉じゃがでは，実際の調理の際，加熱時に中心温度測定を行う．最初の測定で中心温度が 75℃ に達

していなかった場合，再度加熱し，２度目の温度測定で75℃以上を確認し，そこから１分間以上の加熱を行う（p43，Chapter 2の4の1）の原則5の改善措置を参照）．

2）衛生管理と帳票

❶衛生管理の実施とその記録
【 実習 3-11 　検収，保管，調理工程，提供までの温度管理記録】

　管理栄養士と調理担当者の衛生状態については，調理前，調理中に担当者がチェックを行い，調理従事者の衛生管理点検表（p45，表2-32）へ記録する．

　検収については，検収の記録簿（p49，表2-36）に，業者ごとに検収時刻，検収時の室温，納品重量（数量），食品によっては生産地・製造者，ロット番号，消費期限の表示を記入する．納入重量については，発注重量と同程度であるか確認を行う．納入食品の鮮度や異物が混入していないか，包装がされているか確認し，放射温度計で表面温度（品温）を測定し，記録する．生鮮食品は，「大量調理施設衛生管理マニュアル」に示されている温度（表3-1）で納品されているか確認を行う．納品時の品温が適温でなかったり，鮮度や包装に異常があったり，異物が混入していた場合には，インシデント・アクシデントレポート（**表3-5**）を作成する．

　また，検収した食品から原材料の検食（保存食[注]）を50g程度採取する．検食（保存食）を採取したら，検収の記録簿（表2-36）の該当欄にチェックを入れる．段ボールでの納品は避け，必ず専用の入れ物に入れ替えを行う．

　施設の衛生点検については，施設の衛生点検表（p46，表2-33）に，食品の取り扱い等点検，調理施設の点検，調理器具等の点検，食堂の点検を行い，点検結果に記入する．

　水質検査と温度測定については，水質検査と温度測定表（p44，表2-31）に，水質検査結果，調理実習室内の室温と湿度，冷蔵庫・冷凍庫の温度，加熱調理の中心温度を時間ごとに測定し，記録する．

　料理の温度管理については，料理の温度管理表（p48，表2-35）に，料理のできあがりの時刻と温度，提供終了時の時刻と温度，保温・保冷機器，温度記録責任者名を記録する．

❷検食と保存食【 実習 3-12 　検食と保存食の実施】

　できあがりの料理50g程度を保存食として専用の容器にとり，採取日をマジックなどで記載し，明確にしておく．保存食は専用の冷凍庫で２週間保存し，施設の衛生点検表（表2-33）の保存食の欄にチェックする．冷凍して２週間経過した保存食については，廃棄を行う．

　管理栄養士の役割として検食[注]がある．検食簿（**表3-6**）に，検食日，検食時間，献立名，提供食数を記入しておく．分量，主食，味付け，色彩，盛り付け，温度，衛生的配慮について評価し，該当するものを○で囲む．また，評価の理由を記載する．

3）廃棄物処理【 実習 3-13 　残菜，残渣の処理方法】

❶残菜，残渣の処理方法

　実習終了後の点検について，廃棄物のごみは分別して処理したかなどの確認を行い，点検結果を施設の衛生点検表（表2-33）記入する．

　大腸菌群簡易試験，食器洗浄テスト，中性洗剤残留物テストなどの検査を行い，結果を衛生試験表（**表3-7**）に記録する．

保存食

給食施設での事故発生時の原因究明の資料とするために採取，保存する食材料および調理ずみ食品．食品ごとに50g程度ずつ清潔な容器（ビニール袋など）に密封し，専用冷凍庫で-20℃以下，２週間以上保存する．なお，原材料は特に洗浄・殺菌などを行わず，購入した状態で保存する．調理ずみ食品は配膳後の状態で保存する．その記録は保存食簿に残す．「大量調理施設衛生管理マニュアル」では，保存食を「検食の保存」としている（給食経営管理用語辞典．第２版，p109，第一出版．2015）．

検食

できあがった食事が計画どおりに安全で安心して食べることができる食事であることを確認するためのもの．施設長あるいは給食責任者は，調理をした後，利用者に給食を供する前に，各料理の量および質，盛り付け，味付け，色彩，形態，異臭，異常の有無などについて点検する．検食者は，毎回必ず検査結果を検食簿に正確に記録する．検食は給食内容の改善の資料とする．「大量調理施設衛生管理マニュアル」では，「食中毒発生時の原因食品および原因菌を特定するために保存する食品（保存食）」も検食としている（給食経営管理用語辞典．第２版，p99）．

表3-5 ● インシデント・アクシデントレポート（例）

内容：　　　1.（アクシデント）　2. インシデント　　　3. 不明
報告者情報
報告日　　　○年　　○月　　○日　　　　午前（午後）12 時　58 分
報告者 1　　管理栄養士　A
発見者　　　喫食者
発生日
発生時　　　○年　　○月　　○日　　　　午前（午後）12 時　30 分

年齢　　　21 歳　　性別　　女性　　4 年生
発生対象者　　　　　　　管理栄養士　　　　　調理従事者　　　　　（喫食者）

発生場所　　厨房汚染区域（　　　　　　　　　　　　　　　　　　　　　　　　　　　　）
　　　　　　厨房清潔区域（　　　　　　　　　　　　　　　　　　　　　　　　　　　　）
　　　　　　（食　堂）（　　　　　　　　　　　　　　　　　　　　　　　　　　　　　）
　　　　　　その他（　　　　　　　　　　　　　　　　　　　　　　　　　　　　　　　）
内容　　　　食　事（　　　　　　　　　　　　　　　　　　　　　　　　　　　　　　　）
　　　　　　ケ　ガ（　　　　　　　　　　　　　　　　　　　　　　　　　　　　　　　）
　　　　　　（異物混入）（　きゅうりの酢の物に透明のビニールが入っていた　　　　　　）
　　　　　　食中毒（　　　　　　　　　　　　　　　　　　　　　　　　　　　　　　　）
　　　　　　その他（　　　　　　　　　　　　　　　　　　　　　　　　　　　　　　　）

自由記述
インシデント・アクシデントの具体的内容および対応
　　　　　　友人と食券を購入した 4 年生が 12 時半頃喫食していたら，きゅうりの酢の物から透明の
　　　　　　ビニールが出てきた．喫食者から報告を受けた管理栄養士 A が教員にすぐ報告し，確認
　　　　　　したら調理従事者がしていた透明の手袋の欠片と確認．管理栄養士 A と B の 2 名で異物
　　　　　　が手袋の欠片であり，ビニール手袋を青に変更する対策を伝え喫食者に謝罪．

　　　　　　　　　　　　　　　　　　　5 W1 H で事実を記載する
　　　　　　　　　　　　 ┌── When
　　　　　　　　　　　　　　　　　　 ┌── Who　　　　Where　　how
発生要因
インシデント・アクシデントの経過
　　　　　　　　　○月○日の 12 時 30 分，食券を購入した 4 年生が食堂で喫食時，きゅうりの酢の物か
　What ─┐　　ら透明のビニールを発見した．インタビューにやってきた管理栄養士に 12 時 55 分頃報
　　　　　　告．管理栄養士 A は，教員に 12 時 58 分に報告．混入していたものは，すぐに消毒ずみ
　　　　　　のきゅうりを切る時に調理従事者が使用していた手袋と確認．
　　　　　　　　調理従事者がきゅうりを切る時に，一緒に手袋も切り，その欠片がきゅうりと一緒に酢
　Why ─┤　の物に混入したと考えられる．透明のビニール手袋だったため，目立たず，混入してし
　　　　　　まった．

予防策
　　　　　　生食用野菜に触れる手袋を透明から青に変更し，異物が混入してないか和える時点と盛
　　　　　　り付け時に確認を行うこととした．

（本間みね子：5 日間で学ぶ医療安全超入門．p54，学研メディカル秀潤社，2011 より一部改変）

4）事故対応【 実習 3-14 　異物混入時の対応， 実習 3-15 　食中毒発生時の対応， 実習 3-16 　調理従事者の労務災害の対応】

❶事故対策と対応

　異物混入や喫食後の体調不良，作業員の労務災害などの発生時は，速やかに教員に報告し，対応策を教員に相談する．できるだけこれらの事故が発生しないように，衛生管理および事故防止に努めなければならない．また，事故後は誠意をもって対応しなければならない．本書では事故対応の方法について学ぶ．

a）異物混入時の対応

　まず，異物混入の報告を受けた時点で，「5 W1 H」で，異物が誰（who）の，何（what）に，いつ（when），どこで（where），どのように（how），混入していたか確認する．また，なぜ（why）混入したのか，混入原因を考える．混入原因や混入した過程の特定または推定から，今後再発しないための予防策を検討する．混入物質については，保存または写真を撮っておく．それらをインシデント・アクシデントレポート（表3-5）に記録する．

　対応については，できるだけ早急に喫食者へ謝罪をする．謝罪と同時に，なぜ異物混入

表3-6 ● 検食簿（例）

検食時刻：13時10分

① 献立について

項　目				理　由
料理, 味の組み合わせ方	大変よい(2)	（よい）(1)	悪い(0)	味付けがしょうゆ, 酢, みそ味の組み合わせでバランスがよい
1人分の量	多い(0)	（ちょうどよい）(1)	少ない(0)	
盛り付け方	大変よい(2)	（よい）(0)	悪い(0)	

② 料理別について（理由は必ず明記すること）

料理名	項　目				理　由
主食 （　ご飯　）	味	（よい）(2)	ふつう(1)	悪い(0)	
	量	多い(0)	（ちょうどよい）(1)	少ない(0)	
	温度	（適温）(1)	適温でない(0)※		
主菜 （　肉じゃが　）	味	（よい）(2)	ふつう(1)	悪い(0)	ちょうどよい味付けであった
	量	多い(0)	（ちょうどよい）(1)	少ない(0)	
	温度	（適温）(1)	適温でない(0)※		温かかった
付け合わせ （　　　　）	味	よい(2)	ふつう(1)	悪い(0)	
	量	多い(0)	ちょうどよい(1)	少ない(0)	
	温度	適温(1)	適温でない(0)※		
副菜 （きゅうりの酢の物）	味	よい(2)	（ふつう）(1)	悪い(0)	さっぱりとしてよかった
	量	多い(0)	（ちょうどよい）(1)	少ない(0)	
	温度	（適温）(1)	適温でない(0)※		
汁物 （豆腐のみそ汁）	味	（よい）(2)	ふつう(1)	悪い(0)	
	量	多い(0)	（ちょうどよい）(1)	少ない(0)	
	温度	（適温）(1)	適温でない(0)※		
デザート （ミルクゼリー）	味	よい(2)	ふつう(1)	（悪い）(0)	牛乳のくさみがあった
	量	多い(0)	（ちょうどよい）(1)	少ない(0)	
	温度	（適温）(1)	適温でない(0)※		冷たくてよかった

※ 温菜の場合は「冷めている」, 冷菜の場合は「冷たくない」と考える.

③ 異物混入について

有　無	内　容
有 ・ （無）	

（荒井冨佐子, ほか：給食の運営管理実習テキスト. 第5版, 第一出版, 2012 より改変）

したか, 混入原因とそれを繰り返さないための予防策を伝える. 異物が混入していた料理と同じ料理に予備の物があれば, 取り換えて提供する.

b）食中毒発生時の対応

　食中毒のおそれのある体調不良者が発生した場合は, 速やかに教員にその者の人数, 氏名, 体調不良者の発生時刻, 体調不良の状況を把握し, 保健所に通報する. 時系列的に喫食後からの体調不良者の発生状況を記録し, 保健所からの聞き取り調査に対応する.

　提出書類として, 検便検査結果表（p47, 表2-34）, 水質検査と温度測定表（p44, 表2-31）, 検収の記録簿（p49, 表2-36）, 調理従事者の衛生管理点検表（p45, 表2-32）, 施設の衛生点検表（p46, 表2-33）, 料理の温度管理表（p48, 表2-35）, 検食簿（表3-6）, 衛生試験表（表3-7）, 調理作業指示書, 勤務割表, 健康診断結果, 給食日誌などを必要事項に応じて提出する. 食中毒菌の原因菌特定のため2週間分の検食（保存食）を提出する. 原因物質によっては, 給食の停止と開始時期, また厨房内の清掃および消毒方法についても保健所の指導および指示に従う.

　調理従事者の労務災害については, 教員に速やかに報告する. 教員へ報告後, 応急処置または状況によって保健室または病院を受診する. 労務災害発生時の状況について, 5 W1 H で, 誰が（who）, いつ（when）, どこで（where）, 何を（what）, どのようにして（how）, なぜ（why）発生したのか, 把握し記録する. 労務災害の発生原因が給食施設や機器にある場合は, 労務災害の再発予防のため, 施設や機器の修繕・補修を行う.

表 3-7 ● 衛生試験表（例）

○大腸菌群簡易試験

記入担当者（　　N　　）　　年　月　日

NO	項　目	採取時の状態	陰　性 (－)	陽　性 1～30 軽度に汚染 (＋)	陽　性 31～100 中等度に汚染 (＋＋)	陽　性 101～ 重度に汚染 (＋＋＋)	綿　棒	滅菌パック	判定結果のコメント
1	調理員の手	作業開始時	○				○		手洗いできていた
2		お浸し盛り付け	○				○		
3	ほうれんそう	洗浄前		○				○	
4		茹でた後	○					○	
5									
6									
7									
8									
9									
10									

○食器洗浄テスト

検査項目	食器の種類	結果（判定）	備考
でんぷん・脂肪・たんぱく質	飯椀（メラミン）	－	
でんぷん・脂肪・たんぱく質	主菜皿（メラミン）	－	
でんぷん・脂肪・たんぱく質	小鉢（メラミン）	－	
でんぷん・脂肪・たんぱく質			
でんぷん・脂肪・たんぱく質			
でんぷん・脂肪・たんぱく質			
でんぷん・脂肪・たんぱく質			

○中性洗剤残留テスト

器具名	結果（判定）	備考
スチコンのホテルパン	±	
ボール（大）	－	

評価・改善
スチコンのホテルパンはすすぎが不十分であると考えられる．すすぎ時間を長くする．

（荒井冨佐子，ほか：給食の運営管理実習テキスト．第5版，第一出版，2012より改変）

Chapter

4

評価（check）・改善（act）

本 Chapter は，「給食の運営」の実習の大量調理実習を終えたあとの栄養管理と品質管理，食材料管理，生産管理および衛生管理の評価方法についてまとめている．給食の運営業務の評価に必要な帳票を理解するとともに，評価の実際を理解する内容となっている．

1. 栄養管理と品質管理

1）栄養管理のプロセス評価

❶【各グループ】献立の栄養管理の評価

a）予定献立と実施献立の使用食材量の差【実習 4-1　献立の栄養管理の評価】

各グループの供食実習実施後，予定献立[注]に対する変化や変更点を記録し，実施献立との使用食材量（実施量[注]）の差を確認する．

実施献立は，予定献立をもとに実施された結果の献立であり，生産（調理）の過程で生じた変化，変更点について，予定献立表に直接修正を加える（**表 4-1**）．変更箇所には消し線を引き，その上のスペースに修正後の品名，数字などを書き入れる．予定献立どおりの食材料，分量に基づいて作業が行われたかどうかを評価する．

実施献立は実施記録，報告書としての機能をもち，次の献立作成，食材料管理，作業工程管理のための資料としても活用する．

b）実使用量をもとにした実施給与栄養量の算出

実施献立における食材料の実使用量に基づき，実施給与栄養量を算出し，予定給与栄養量との差を確認する．ここでは，各グループの予定献立表，実施献立表より，1 人あたりの盛り付け量，各栄養素量，エネルギー比率について，予定および実施給与栄養量表（**表 4-2**）に記載する．

盛り付け量の欄には，1 人あたりの料理ごとの盛り付け予定量および盛り付け実施量を記載する．また，予定献立表および実施献立表より各料理の栄養素量，1 食分の栄養素量の合計，エネルギー比率を転記する．

給与栄養目標量，予定献立の栄養量に対する実施給与栄養量の差を点検し，目標の達成度を評価する．

予定献立

献立作成基準に基づく計画段階の献立．めざす品質の食事，サービスの提供に必要な計画書，調理作業指示書，食材料管理や栄養教育の資料となる．

実施量

予定（計画）に対して実施された量．実際の使用食材料の量，料理の盛り付け量，給与栄養量などが該当する．

表4-1 ●実施献立表（例）

○献立表（予定・実施）

献立名	食品名	1人分 純使用量 (g)	調味率 (%)	エネルギー (kcal)	たんぱく質 (g)	脂質 (g)	炭水化物 (g)	食物繊維 (g)	食塩相当量 (g)	カルシウム (mg)	鉄 (mg)	ビタミンA (μgRAE)	ビタミンB₁ (mg)	ビタミンB₂ (mg)	ビタミンC (mg)
ご飯	米	90		322	5.5	0.8	69.8	0.5	0.0	5	0.7	0	0.07	0.02	0
肉じゃが	豚ももスライス	50		92	10.3	5.1	0.2	0.0	0.0	3	0.4	3	0.45	0.11	1
	じゃがいも	50 60		38 46	0.8 1.0	0.1	8.8 10.6	0.7 0.8	0.0	2	0.2	0	0.05	0.02	18 21
	たまねぎ	25 20		9 7	0.3 0.2	0.0	2.2 1.8	0.4 0.3	0.0	5 4	0.1 0.0	0	0.01	0.00	2
	にんじん	25 20		9 8	0.2 0.1	0.0	2.3 1.9	0.6	0.0	7 6	0.1 0.0	170 144	0.01	0.01	1
	しらたき	20		1	0.0	0.0	0.6	0.6	0.0	15	0.1	0	0.00	0.00	0
	かつお・昆布だし	80	材料の47%	2	0.2	0.1	0.2	0.0	0.1	2	2.0	0	0.01	0.01	0
	砂糖	2	糖分で材料の約3%	8	0.0	0.0	2.0	0.0	0.0	0	0.0	0	0.00	0.00	0
	みりん	9		22	0.0	0.0	3.9	0.0	0.0	0	0.0	0	0.00	0.00	0
	合成酒	3	材料の1.8%	3	0.0	0.0	0.2	0.0	0.0	0	0.0	0	0.00	0.00	0
	こいくちしょうゆ	12	塩分で材料の1%	9	0.9	0.0	1.2	0.0	1.7	3	0.2	0	0.01	0.02	0
	調合油	5	材料の約3%	46	0.0	5.0	0.0	0.0	0.0	0	0.0	0	0.00	0.00	0
	さやいんげん	3		2	0.1	0.0	0.3	0.1	0.0	3	0.0	3	0.00	0.00	0
きゅうりの酢の物	きゅうり	50		7	0.5	0.1	1.5	0.6	0.0	13	0.2	14	0.02	0.02	7
	食塩	0.1		0	0.0	0.0	0.0	0.0	0.1	0	0.0	0	0.00	0.00	0
	カットわかめ	1		1	0.2	0.0	0.4	0.4	0.2	8	0.1	2	0.00	0.00	0
	鶏ささ身	10		11	2.3	0.1	0.0	0.0	0.0	0	0.1	1	0.01	0.01	0
	いりごま	1		6	0.2	0.5	0.2	0.1	0.0	12	0.1	0	0.00	0.00	0
	穀物酢	10		3	0.0	0.0	0.2	0.0	0.0	0	0.0	0	0.00	0.00	0
	砂糖	6		23	0.0	0.0	6.0	0.0	0.0	0	0.0	0	0.00	0.00	0
豆腐のみそ汁	木綿豆腐	20		14	1.3	0.8	0.3	0.1	0.0	17	0.2	0	0.01	0.01	0
	ぶなしめじ	10		2	0.3	0.1	0.5	0.4	0.0	0	0.0	0	0.02	0.02	0
	はくさい	10		1	0.1	0.0	0.3	0.1	0.0	4	0.0	1	0.00	0.00	2
	こまつな	10		1	0.2	0.0	0.2	0.2	0.0	17	0.3	26	0.01	0.01	4
	かつお・昆布だし	130		3	0.4	0.0	0.4	0.0	0.0	4	0.0	0	0.01	0.00	0
	淡色辛みそ	8		15	1.0	0.5	1.8	0.4	1.0	8	0.3	0	0.00	0.01	0
	葉ねぎ	3		1	0.1	0.0	0.2	0.1	0.0	2	0.0	4	0.00	0.00	1
ミルクゼリー	牛乳	40		27	1.3	1.5	1.9	0.0	0.0	44	0.0	15	0.01	0.07	0
	生クリーム	10		39	0.7	3.9	0.3	0.0	0.1	3	0.0	1	0.00	0.01	0
	水	50		0	0.0	0.0	0.0	0.0	0.0	0	0.0	0	0.00	0.00	0
	アガー	2		7	0.0	0.0	1.6	0.4	0.0	-	-	-	-	-	-
	砂糖	10		38	0.0	0.0	9.9	0.0	0.0	0	0.0	0	0.00	0.00	0
	オレンジ	20		9	0.2	0.0	2.4	0.2	0.0	5	0.0	2	0.01	0.01	12
合計		775		771 775	27.1	18.6	119.8 120.8	5.8	3.2	182 180	3.1 2.9	241 216	0.71	0.36	49 52

	エネルギー (kcal)	たんぱく質 (g)	脂質 (g)	炭水化物 (g)	食物繊維 (g)	食塩相当量 (g)	カルシウム (mg)	鉄 (mg)	ビタミンA (μgRAE)	ビタミンB₁ (mg)	ビタミンB₂ (mg)	ビタミンC (mg)
給与栄養目標量	750 (660~810)	24.0~37.0	16.0~25.0	92.0~120.0	7.0以上	2.5未満	230~875 (280)	3.2~14.0 (3.7)	230~945 (315)	0.40 (0.50) 以上	0.50 (0.60) 以上	30 (35) 以上
給与栄養量（予定）	775	27.1	18.6	120.8	5.8	3.2	180	2.9	216	0.71	0.36	52
給与栄養量（実施）	771	27.1	18.6	119.8	5.8	3.2	182	3.1	241	0.71	0.36	49

エネルギーの（ ）は±10%の範囲を、給与栄養目標量の（ ）はRDAを示す。

表4-2 ● 予定および実施給与栄養量（例）

料理名	給与栄養目標量	盛り付け量 (g)	エネルギー (kcal) 750 (660~810)	たんぱく質 (g) 24.0~37.0	脂質 (g) 16.0~25.0	炭水化物 (g) 92.0~120.0	食物繊維 (g) 7.0以上	食塩相当量 (g) 2.5未満	カルシウム (mg) 230~875 (280)	鉄 (mg) 3.2~14.0 (3.7)	ビタミンA (μgRAE) 230~945 (315)	ビタミンB₁ (mg) 0.4.0(0.50)以上	ビタミンB₂ (mg) 0.50(0.60)以上	ビタミンC (mg) 30(35)以上
ご飯	予定	198	322	5.5	0.8	69.8	0.5	0.0	5	0.7	0	0.07	0.02	0
	実施	181	322	5.5	0.8	69.8	0.5	0.0	5	0.7	0	0.07	0.02	0
肉じゃが	予定	240	246	12.8	10.2	22.9	2.4	1.8	38	0.9	150	0.54	0.17	25
	実施	240	241	12.8	10.2	21.9	2.4	1.8	40	1.1	176	0.54	0.17	22
きゅうりの酢の物	予定	65	51	3.2	0.7	8.3	1.1	0.3	33	0.4	17	0.03	0.03	7
	実施	65	51	3.2	0.7	8.3	1.1	0.3	33	0.4	17	0.03	0.03	7
豆腐のみそ汁	予定	160	36	3.4	1.4	3.7	1.3	1.1	52	0.8	31	0.05	0.06	7
	実施	160	36	3.4	1.4	3.7	1.3	1.1	52	0.8	31	0.05	0.06	7
ミルクゼリー	予定	90	119	2.2	5.4	15.7	0.6	0.0	51	0.1	18	0.02	0.08	12
	実施	90	119	2.2	5.4	15.7	0.6	0.0	51	0.1	18	0.02	0.08	12
合計	予定	753	775	27.1	18.6	120.8	5.8	3.2	180	2.9	216	0.71	0.36	52
	実施	736	771	27.1	18.6	119.8	5.8	3.2	182	3.1	241	0.71	0.36	49

	たんぱく質 (P) 13~20	脂肪 (F) 20~30	炭水化物 (C) 50~65
目標	13~20	20~30	50~65
エネルギー比率（%） 予定	14.0	21.6	62.3
実施	14.1	21.7	62.2

c) 原価の評価【 実習 4-2　原価の評価】

　製品の製造，商品の販売，サービスの提供にかかる費用を原価という．給食の原価は，「食材料費」「人件費（労務費）」「経費」の三要素で構成される．限られた給食収入のなかで，めざす品質の給食を提供するために，原価の評価は重要である．

　食材料の原価の評価は，給食実施後の実際の食材料費を日ごとに算出する（表 4-13 参照）．

　算出された 1 食あたり，または提供食数あたりの原価が，計画したものに比べて適正か，予算内であるかを評価し，必要な改善策を講じる．

❷【実習期間全体】栄養出納表の評価
【 実習 4-3　期間献立の栄養出納表と食品構成の評価】

　給食の実施献立が，事前に設定した給与栄養目標量や食品構成を満たしているかを評価するため，一定期間内の利用者 1 人 1 日（または 1 回）あたりの食品群別使用量，エネルギーおよび各栄養素の給与状況，各種栄養比率などを求めて記録する．この表を栄養出納表と呼ぶ．

　ここでは，栄養出納表（**表 4-3**）に，実習期間全体の実施献立表をもとに食品群別の使用食材量をまとめ，合計を実習回数で割った食品群別の「平均給与量（A）」を求める．これを「食品構成（B)」と比較する．

　また，平均給与量（A）について，食品群別荷重平均成分表（表 2-4）を用いて給与栄養量を算出する．さらに，栄養出納表中の①～⑥を用いて各栄養比率を求める．

　実習期間を通しての実施献立が，一定期間の平均として食品構成に合致し，給与栄養量や栄養比率が給与栄養目標量の範囲内であったかを確認し，評価する．

　栄養出納表は，栄養管理報告書[注]と同様，保健所等の監督官公庁への報告や内部評価にも活用する．様式，内容は施設によって異なる．

栄養管理報告書

自治体が特定給食施設の設置者に対し求める，一定期間内の栄養管理の実施状況，水準に関する報告書．栄養管理プロセスに重点を置く．各都道府県により書類の名称，様式，内容，提出時期・回数などは異なる．

2) 提供量と摂取量の評価

　給食の提供においては，給与栄養目標量に基づき献立作成・調理した食事が適切に提供され，提供した食事が全量摂取されることが重要である．しかし，その調理作業工程では，食材料の変更，調理技術によるできあがり重量の変化や盛り残しなどがあり，さらには各個人の「提供重量が多すぎる」「料理が嗜好に合わない」「味に問題がある」などさまざまな理由による食べ残しという残菜がある．食事としての提供量と喫食者における摂取量の評価をするためには，これらの重量の増減を把握するための残菜調査をする必要があり，残菜調査は PDCA サイクルに基づいた栄養・食事管理をするための基礎資料となる．

❶予定献立と変更が生じた場合の栄養量の確認
【 実習 4-4　予定献立と変更が生じた場合の栄養量の確認】

　給与栄養目標量に基づき献立を作成する（予定献立）が，給食を実施した際に食材料の変更や調味料の重量の増減が生じた場合は，実施献立として栄養価を再計算する必要がある．予定献立から提供量までの栄養価計算のフローを**図 4-1** に示す．

COLUMN

予定量と実施量の差異

　使用食材量，提供量における予定量と実施量の差異は，食材料の検収量，廃棄量，予定食数と仕込み食数の相違，調理による変動，調理内容の変更，器具への付着，盛り付け誤差などによって起こる．このうち，廃棄量，調理での変動，盛り付け誤差などについては，要因を見つけ，作業の見直しや調理従事者の訓練により標準化を図ることで，差異を最小限にすることが可能である．PDCA を意識し，評価を改善に結びつけることが重要である．

表4-3 ● 栄養出納表（例）

食品群	1日	2日	3日	4日	5日	6日	7日	8日	9日	10日	11日	12日	合計(g)	平均給与量(g)A	食品構成(g)B	過不足A-B(g)	エネルギー(kcal)	たんぱく質(g)	脂質(g)	炭水化物(g)	食物繊維(g)	食塩相当量(g)	カルシウム(mg)	鉄(mg)	ビタミンA(μgRAE)	ビタミンB₁(mg)	ビタミンB₂(mg)	ビタミンC(mg)
1.穀類 米	95	95	95	0	95	95	95	0	95	95	95	95	950	79.2	80	-0.8	④284	4.8	0.7	61.5	0.4	0.0	4	0.6	0	0.06	0.06	1
パン類	0	0	0	60	0	0	0	0	0	0	0	0	60	5.0	2	3.0	15	0.5	0.3	2.5	0.1	0.0	2	0.0	0	0.00	0.00	0
めん類	0	0	0	0	0	0	0	120	0	0	0	0	120	10.0	10	0.0	17	0.5	0.1	3.4	0.2	0.0	1	0.1	0	0.00	0.01	0
その他の穀類	0	3	0	10	5	3	3	1	5	0	3	3	36	3.0	3	0.0	11	0.3	0.1	2.2	0.1	0.0	1	0.0	0	0.01	0.00	0
2.いも類 いも	60	30	0	60	20	15	20	0	50	20	20	0	295	24.6	25	-0.4	20	0.4	0.0	4.7	0.4	0.0	3	0.1	0	0.02	0.01	6
いも加工品	20	0	0	0	0	0	15	0	15	0	0	0	50	4.2	4	0.2	7	0.0	0.0	1.9	0.1	0.0	2	0.0	0	0.00	0.00	0
3.砂糖および甘味料類	18	8	6	8	8	6	8	6	10	8	8	6	100	8.3	6	2.3	29	0.0	0.0	7.4	0.0	0.0	0	0.0	0	0.00	0.00	0
4.豆類 大豆製品	20	50	20	0	50	80	20	20	20	50	20	60	410	34.2	35	-0.8	41	2.9	2.9	0.8	0.3	0.0	53	0.5	0	0.03	0.01	0
大豆・その他の豆類	0	10	0	20	10	0	10	5	10	10	20	10	105	8.8	10	-1.3	24	1.6	0.5	3.3	1.2	0.0	11	0.3	0	0.04	0.01	0
5.種実類	1	0	0	0	0	1	0	1	0.5	0	0	0	3.5	0.3	0.3	0.0	2	0.1	0.1	0.1	0.0	0.0	2	0.0	0	0.00	0.00	0
6.野菜類 緑黄色野菜	33	65	75	60	62	60	55	70	60	67	58	73	738	61.5	65	-3.5	19	1.1	0.1	4.0	1.6	0.0	36	0.6	196	0.06	0.07	23
その他の野菜	83	85	90	105	100	80	115	77	95	70	95	85	1080	90.0	90	0.0	23	1.0	0.2	5.0	1.5	0.3	29	0.3	9	0.04	0.03	16
野菜漬物	0	0	0	0	5	5	0	1	0	5	0	0	10	0.8	1	-0.2	1	0.0	0.0	0.1	0.0	0.0	1	0.0	0	0.00	0.00	0
7.果実類 果実	0	60	50	80	50	60	50	70	50	80	70	80	700	58.3	60	-1.7	35	0.5	0.1	9.0	0.8	0.0	9	0.1	5	0.03	0.02	22
果実加工品	0	0	20	10	20	0	10	0	20	0	10	0	90	7.5	10	-2.5	6	0.0	0.0	1.5	0.1	0.0	0	0.0	1	0.00	0.00	0
8.きのこ類	10	0	0	10	0	0	0	0	20	0	0	0	60	5.0	5	0.0	1	0.2	0.0	0.4	0.2	0.0	0	0.0	0	0.01	0.01	0
9.海藻類	1	0	1	0	2	1	2	1	2	0	0	0	10	0.8	1	-0.2	1	0.1	0.0	0.2	0.1	0.0	1	0.0	1	0.00	0.00	0
10.魚介類 魚介類(生)	0	60	0	0	60	0	60	70	0	50	0	0	300	25.0	25	0.0	37	⑤4.8	1.7	0.1	0.0	0.1	9	0.2	12	0.03	0.05	0
干物・塩蔵・缶詰	0	0	0	0	0	0	0	0	0	0	0	0	0	0.0	1	-1.0	0	0.0	1.0	0.0	0.0	0.0	0	0.0	0	0.00	0.00	0
練り製品	0	0	0	20	0	0	0	0	20	0	0	0	40	3.3	3	0.3	3	0.4	0.0	0.4	0.0	0.1	2	0.0	0	0.00	0.00	0
11.獣鳥肉類 肉類(生)	60	0	70	70	0	20	70	70	60	0	0	0	420	35.0	35	0.0	60	6.9	3.3	0.0	0.0	0.0	2	0.3	4	0.13	0.07	1
その他の肉加工品	0	0	0	5	0	0	0	0	5	0	5	0	15	1.3	2	-0.8	3	0.2	0.3	0.0	0.0	0.0	0	0.0	0	0.01	0.00	1
12.卵類	0	0	0	0	0	0	0	20	50	0	0	50	120	10.0	10	0.0	15	1.2	1.0	0.0	0.0	0.1	5	0.2	15	0.01	0.04	0
13.乳類 牛乳	30	0	10	70	0	60	10	70	0	40	20	40	350	29.2	30	-0.8	20	1.0	1.1	1.4	0.0	0.0	32	0.0	11	0.01	0.04	0
乳製品	0	0	0	20	0	10	20	20	10	10	0	10	110	9.2	10	-0.8	9	0.6	0.3	0.9	0.0	0.0	20	0.0	3	0.01	0.03	0
14.油脂類 動物性	0	0	0	3	0	3	0	3	3	0	0	0	12	1.0	4	-3.0	8	0.0	0.8	0.0	0.0	0.0	0	0.0	0	0.00	0.00	0
植物性	5	5	4	4	4	5	5	5	4	5	0	5	36	3.0	3	0.0	22	0.0	2.4	0.0	0.0	0.1	0	0.0	17	0.00	0.00	0
15.調味料類 食塩	0.1	0.2	0.2	1	0.3	0.6	0.5	0.5	0.2	0.6	0.5	0.6	5.3	0.4	0.5	-0.1	0	0.0	0.0	0.0	0.0	0.4	0	0.0	0	0.00	0.00	0
しょうゆ	12	8	8	0	8	12	8	10	9	10	6	8	99	8.3	6	2.3	5	0.5	0.0	0.7	0.0	1.1	2	0.1	0	0.00	0.01	0
みそ	8	8	8	8	8	4	8	0	8	8	0	0	68	5.7	2	3.7	11	0.7	0.3	1.4	0.3	0.7	6	0.2	0	0.00	0.01	0
その他の調味料	22	10	15	6	10	5	10	12	15	5	10	5	125	10.4	9	1.4	15	1.4	0.1	2.6	0.1	2.1	2	0.1	1	0.00	0.00	0
合計																	①743	②30.6	③16.7	115.5	7.5	3.5	236	3.9	276	0.50	0.49	71
目標																	750(660~810)	24.0~37.0	16.0~25.0	92.0~120.0	7.0以上	2.8未満	230~875(315)	3.2~14.0(3.7)	230~945(315)	0.40(0.50)以上	0.50(0.60)以上	30(35)以上
過不足																	範囲内	範囲内	範囲内	範囲内	基準以上	基準以下	範囲内	範囲内	範囲内	基準以上	基準以上	基準以上

エネルギーの（　）は±10%の範囲を、
給与栄養目標量の（　）はRDAを示す。
食塩相当量は目標量として柔軟に考える。

栄養比率

たんぱく質 (P) エネルギー比 ＝ ②×4 kcal/①×100 ＝ 16.5 (%En)

脂肪 (F) エネルギー比 ＝ ③×9 kcal/①×100 ＝ 20.2 (%En)

炭水化物 (C) エネルギー比 ＝ 100 － (P エネルギー比 ＋ F エネルギー比) ＝ 63.3 (%En)

穀類エネルギー比 ＝ ④/①×100 ＝ 44.0 (%En)

動物性たんぱく質比 ＝ ⑤/②×100 ＝ 49.3 (%)

❷実施献立から提供量に変更が生じた場合の栄養量の確認（提供時の栄養価を計算）

調理後は料理ごとにできあがりの重量をはかり，1人あたりの盛り付け量を算出して盛り付けるが，盛り残しがある場合は盛り残し重量を引いた値が提供量となる．さらに，提供した料理を全部摂取すると提供量がそのまま摂取量となる．実施献立から提供量への計算を**図4-2**に示す．

❸個人を対象とした摂取量および残菜量確認のための帳票とその評価
【実習4-5　個人を対象とした摂取量および残菜量[注]確認のための帳票とその評価】

提供・喫食後に残菜がある場合は，残菜重量を引いた値が摂取量となる．提供重量および残菜調査記録表と料理別の帳票を**表4-4**に示す．

❹集団を対象とした残菜調査【実習4-6　集団を対象とした残菜調査結果の評価】

残菜調査は摂取量の把握および食事の品質管理を向上させるためにも重要である．

a）全体の残菜量から1人分の平均摂取量を算出する方法

食事の後，喫食者が食べ残した料理を，料理ごとの残菜用容器に分けて入れてもらう．料理ごとの残菜重量を測定し，提供重量に対する残菜重量の割合が残菜率となる．魚の骨，果物の皮などは残菜ではないので，計算に入れない．できあがり重量や盛り残し重量が測定できない場合は，1人分の盛り付け重量から計算する．残菜量が多いほど給食提供としての課題が考えられるが，この方法は，喫食者の平均的な食事摂取状態や嗜好の傾向を把握することができ，献立内容の改善につなげることができる．

b）調査表による個人別摂取量の算出方法

喫食者への食事摂取状況調査によって摂取状況を調べ，食べ残し量と摂取量を推量する．「全量摂取」は100％摂取，「3/4摂取」は75％摂取，「1/2摂取」は50％摂取，「1/4摂取」は25％摂取したこととし，料理ごとに算出する．高齢者施設などにおいて喫食者自身での調査表記述ができない場合は，第三者による目測での摂取量調査が有用である．食事摂取状況の記入例を**表4-5**に示す．この方法により個人別摂取量を算出し，栄養素等摂取量の分布図を作成する．ビタミンCの摂取量の分布図を**図4-3**に示す．たとえば，EAR[注]（推定平均必要量）が示されている栄養素はEARを下回る人が少なくなるように，献立計画および献立作成基準を見直す必要がある．

残菜量
料理別および献立別に，喫食者が食べ残した量．

第三者による目測での摂取量調査
福祉施設では喫食者の摂取量の把握を介護士や看護師に委ねる場合が多い．したがって，施設利用者の栄養管理の評価を高めるためには他職種と連携し，その重要性についての理解を求めることが必要である．

EAR
個人では不足の確率が50％で，集団では半数の対象者で不足が生じると推定される摂取量．

栄養素等	エネルギー	たんぱく質		脂質	炭水化物	食物繊維
	kcal	g	%E	%E	%E	g
給与栄養目標量	750 (660〜810)	24.0〜37.0	13〜20	20〜30	50〜65	7.0以上
⬇ ●給与栄養目標量をもとに献立を作成する						
給与栄養量（予定献立）	775	27.1	14.0	21.6	62.3	5.8
⬇ ●給食実施の際に食材料の変更，調味料の重量の増減がある場合は再計算する						
実施栄養量（実施献立）	771	27.1	14.1	21.7	62.2	5.8
⬇ ●盛り付け時に盛り残し等がある場合はその重量を引いて算出する						
提供量（*摂取量）	756	26.5	14.0	18.3	62.2	5.7

図4-1 ●予定献立から提供量までの栄養価計算のフロー（例）
＊：提供された食事を全部摂取した場合．

○料理別および全体の栄養量（実施献立）

栄養素等		全 体	料理名				
			ご 飯	肉じゃが	きゅうりの酢の物	豆腐のみそ汁	ミルクゼリー
エネルギー	kcal	771	322	241	51	36	119
たんぱく質	g	27.1	5.5	12.8	3.2	3.4	2.2
脂質	g	18.6	0.8	10.2	0.7	1.4	5.4
炭水化物	g	119.8	69.8	21.9	8.3	3.7	15.7
食物繊維	g	5.8	0.5	2.4	1.1	1.3	0.6
食塩相当量	g	3.2	0.0	1.8	0.3	1.1	0.0
カルシウム	mg	182	5	40	33	52	51
鉄	mg	3.1	0.7	1.1	0.4	0.8	0.1
ビタミン A	μgRAE	241	0	176	17	31	18
ビタミン B$_1$	mg	0.71	0.07	0.54	0.03	0.05	0.02
ビタミン B$_2$	mg	0.36	0.02	0.17	0.03	0.06	0.08
ビタミン C	mg	49	0	22	7	7	12

①料理ごとの盛り残しがある場合は，下記の計算で提供率（％）を求める
　{できあがり重量（g）－盛り残し重量（g）}／できあがり重量（g）× 100（％）

料理名	ご 飯	肉じゃが	きゅうりの酢の物	豆腐のみそ汁	ミルクゼリー
提供率（％）	98	97	99	99	100

②料理ごとの提供率から提供した栄養量を算出する

○料理別および全体の提供栄養量

栄養素等		全 体	料理名				
			ご 飯	肉じゃが	きゅうりの酢の物	豆腐のみそ汁	ミルクゼリー
エネルギー	kcal	756	316	236	50	36	119
たんぱく質	g	26.5	5.4	12.4	3.2	3.4	2.2
脂質	g	18.3	0.8	9.9	0.7	1.5	5.4
炭水化物	g	117.6	68.4	21.6	8.2	3.7	15.7
食物繊維	g	5.7	0.5	2.3	1.1	1.2	0.6
食塩相当量	g	3.1	0.0	1.7	0.3	1.1	0.0
カルシウム	mg	178	5	38	33	51	51
鉄	mg	2.8	0.7	1.1	0.3	0.8	0.0
ビタミン A	μgRAE	235	0	171	17	31	17
ビタミン B$_1$	mg	0.68	0.07	0.52	0.03	0.04	0.02
ビタミン B$_2$	mg	0.34	0.02	0.16	0.03	0.06	0.08
ビタミン C	mg	48	0	22	7	7	12

図 4-2 ● 実施献立から提供量への計算（例）

食塩相当量	カルシウム	鉄	ビタミン A	ビタミン B$_1$	ビタミン B$_2$	ビタミン C
g	mg	mg	μgRAE	mg	mg	mg
2.5 未満	230 ～ 875 (280)	3.2 ～ 14.0 (3.7)	230 ～ 945 (315)	0.40（0.50）以上	0.50（0.60）以上	30（35）以上
3.2	180	2.9	216	0.71	0.35	52
3.2	180	2.9	241	0.71	0.35	49
3.1	178	2.8	235	0.68	0.34	48

表 4-4 ● 提供重量と残菜調査記録表（例）

	料理名		ご飯	肉じゃが	きゅうりの酢の物	豆腐のみそ汁	ミルクゼリー
A	予定食数	（食）	100	100	100	100	100
B	できあがり重量	（kg）	20.2	27.4	7.5	16.8	6.8
C	1人分盛り付け予定量（B/A）	（g）	202	274	75	168	68
D	盛り残し重量	（kg）	0.5	0.9	0.1	0.2	0
E	提供重量（B-D）	（kg）	19.7	26.5	7.4	16.6	6.8
F	提供食数	（食）	100	100	100	100	100
G	1人分提供重量（E/F）	（g）	197	265	74	166	68
H	残菜重量	（kg）	0.3	1.2	0.1	0.5	0.1
I	残菜率（H/E×100）	（%）	1.5	4.5	1.4	3.0	1.5
J	1人分残菜重量（H/F）	（g）	3	12	1	5	1
K	1人分摂取量（G-J）	（g）	194	253	73	161	67

表 4-5 ● 個人別の料理の摂取状況調査表（例）

氏名

	料理名						
主 食	ご飯	全量以上	全量	3/4	1/2	1/4	1/4 以下
主 菜	肉じゃが	全量以上	全量	3/4	1/2	1/4	1/4 以下
副 菜	きゅうりの酢の物	全量以上	全量	3/4	1/2	1/4	1/4 以下
汁	豆腐のみそ汁	全量以上	全量	3/4	1/2	1/4	1/4 以下
その他	ミルクゼリー	全量以上	全量	3/4	1/2	1/4	1/4 以下

食べた量に ◯ をつけてください．

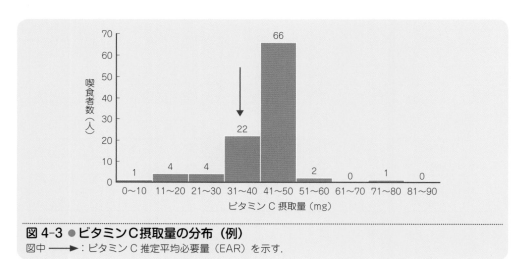

図 4-3 ● ビタミンC摂取量の分布（例）
図中 ⟶：ビタミンC 推定平均必要量（EAR）を示す．

COLUMN

予定献立（給与栄養量）と実施献立（実施栄養量）の差はどのようにして起こるか？

　給与栄養目標量を満たすために時間をかけて献立を調整し予定献立（給与栄養量）を作成しても，いざ大量調理となると食材料が発注どおりに届いていない場合がある．納品から使用までに時間的猶予があれば業者に再配達してもらうのは可能だが，時間がない場合は臨機応変に使用せざるを得ないこともある．予定より少なくてもそのまま調理することになる．また，野菜の廃棄量が多くなり，使用量が少なくなることもある．これらの事象は，予定献立（給与栄養量）に対して実施献立（実施栄養量）が少なくなることを意味している．逆に，調理時では予想外に水分が多く残る場合は調味料の量を増やさなければならない場合もある．これは予定献立（給与栄養量）に対して実施献立（実施栄養量）が多くなることを意味している．このように，大量調理では予定献立（給与栄養量）と実施献立（実施栄養量）は必ずしも一致しない．

3）食事提供の評価

　提供される食事の評価は，提供する側と喫食者側の双方から行われる．栄養・食事計画に基づいた予定献立（設計品質）によって作成された実際の食事に対して，調理工程や提供方法が適正に実行されたかを検討する（適合品質）．また，給食の提供とともに適切な栄養や食事に関する情報提供が行われているかという点でも検討を要する．これらのことを栄養・食事計画の実施後に検討を行い，評価することにより改善点を把握し，計画へ反映させることが重要である．

❶検食簿による評価（適合品質の確認）【実習 4-7　検食簿による品質評価】

　食事を提供する側の代表的な評価方法が，検食である．調理後の食事を提供する前に，施設責任者の立場から毎回実施し，検食簿（p61，表 3-6）を記入する義務がある．検食簿の内容としては，衛生面・安全面・おいしさ（調味濃度，適温，テクスチャー）・適量・外観（彩り，盛り付け，食材料の組み合わせ，食器）などが評価指標となる．総合判定および所見は，次回の献立計画や作業計画に反映する．

4）食事に関する情報提供の評価

　給食施設における食事や栄養に関する情報の提供方法には，モデル献立やおすすめメニュー，ポスターや卓上メモなどの展示・掲示媒体，リーフレットやメッセージカード（一口メモ）などの印刷媒体がある．提供した情報については，内容が適切なものであったか，理解しやすいものであったかなどを検討・評価する必要がある．評価方法としては，給食利用者に対してだけではなく，情報の提供方法や情報そのものに対してなど，多面的なものであることが望ましい．

❶媒体を活用した情報提供の評価【実習 4-8　栄養成分表示等の情報提供の評価】

a）提示した献立やメニューの出食数による評価

　カフェテリア方式や複数定食方式による給食の提供では，利用者が自ら選択し，料理を組み合わせることとなる．そのため，適切な食事選択を促すモデル的な献立などを提示することが推奨される．提示した献立やメニューの出食数の増減により，給食利用者への情報提供の有益性を評価することが可能となる．出食数の調査には，ABC 分析注によるメニュー分析を用いてもよい．

b）給食利用者への満足度調査による評価

　アンケート調査により，提供情報への関心の程度や理解度，食事選択の際の情報運用の状況を評価する．次項「5）総合品質の評価」に示す喫食者の満足度調査アンケート（**表4-6**）の評価項目の一つとしてもよい．

c）給食利用者の健康診断情報による評価

　特定給食施設，特に事業所においては，給食利用者に応じた食事の提供とともに特定健診・特定保健指導等の実施も併せて，身体状況の改善が図られるよう，自己管理を可能にすることが重視される．適切かつ効果的な健康・栄養情報の提供は，給食利用者の食行動変容を促すことにつながると考えられ，健診結果の改善が期待される．

5）総合品質の評価

❶喫食者の満足度評価（総合品質）
【実習 4-9　提供サービスも含めた喫食者の満足度評価】

　喫食者側の代表的な品質評価方法は，満足度調査である．満足度調査には，質問紙調査注によるアンケートや，聞き取り法によるインタビューがある．また，集団や個人の喫食量を調査する残菜調査も喫食者側からの品質評価方法の一つである（表 4-5）．本項では，喫食者の満足度調査アンケート（表 4-6）を利用した評価方法を示す．

表 4-6 ● 喫食者の満足度調査アンケート（例）

本日の食事についてご意見をお聞かせ願います．　　　　　　　　　　学生・教員・職員　（　　栄養　　）学科
　　　　　　　　　　　　　　　　　　　　　　　　　　男・㊛　（　20　）歳　学年（　3　）年

（1）該当する番号に○をつけてください．今後の食事提供の参考としますので，すべての項目にお答え願います．

料理名	分　量	料理の見栄え（外観）	味付け	温　度	嗜　好
主食 （　ご飯　）	①多い ②ちょうどよい ③少ない	①よい ②普通 ③悪い	①濃い ②ちょうどよい ③薄い	①熱い ②ちょうどよい ③冷たい	①好き ②どちらともいえない ③嫌い
主菜 （　肉じゃが　）	①多い ②ちょうどよい ③少ない	①よい ②普通 ③悪い	①濃い ②ちょうどよい ③薄い	①熱い ②ちょうどよい ③冷たい	①好き ②どちらともいえない ③嫌い
副菜 （きゅうりの酢の物）	①多い ②ちょうどよい ③少ない	①よい ②普通 ③悪い	①濃い ②ちょうどよい ③薄い	①熱い ②ちょうどよい ③冷たい	①好き ②どちらともいえない ③嫌い
汁物 （　豆腐のみそ汁　）	①多い ②ちょうどよい ③少ない	①よい ②普通 ③悪い	①濃い ②ちょうどよい ③薄い	①熱い ②ちょうどよい ③冷たい	①好き ②どちらともいえない ③嫌い
デザート （　ミルクゼリー　）	①多い ②ちょうどよい ③少ない	①よい ②普通 ③悪い	①濃い ②ちょうどよい ③薄い	①熱い ②ちょうどよい ③冷たい	①好き ②どちらともいえない ③嫌い

（2）食事全体を振り返って，どの程度ご満足いただけましたか？

①大変満足した　　②やや満足した　　③どちらともいえない　　④やや不満足　　⑤不満足

（3）本日の食事サービス時の対応はいかがでしたか（誘導・態度・言葉遣いなど）．

配膳カウンター担当者がマスクを着けずに話しながら配膳をしていた．不衛生だと思う．
給水機の水がなかった．

（4）栄養や健康に関する卓上メモについてお聞きします．

◆提示された内容は，あなたにとって参考になりましたか？　また，どのような点が参考になりましたか．

栄養価が示してあり参考になった．掲示物の字が小さくて見えにくかった．

◆今後，提供を希望する栄養・健康情報はありますか？　ご自由にお書きください．

夏に適した飲み物と量を知りたい．

（5）その他，ご意見等がございましたらご自由にお書きください．今後の参考とさせていただきます．

冷たいめん類が食べたい．

ご協力ありがとうございました．

　　利用者の嗜好を把握することは，顧客満足度（customer satisfaction；CS）を向上させる重要な要素である．喫食者の生活環境，食習慣，年齢，性別により嗜好は異なるものである．質問紙による喫食者の満足度調査アンケートでは，提供した食事を構成する料理や食品に対する嗜好の適否を把握することが可能となる．評価項目は，嗜好，量，外観（彩り・盛り付けの状態），提供温度などを指標とする．また，食堂の雰囲気や提供時のサービスの内容なども評価項目の一つとなる．喫食者の満足度調査アンケートの作成および集計手順を以下に示す．

a）調査票の作成と留意点（表 4-6 参照）

・評価項目に対して，○×の記載や嗜好の程度を点数化（評価尺度値）する方法がある．

・調査対象者の属性・性・年齢などの記載を促すことで，グループ分けによる平均値[注]や標準偏差[注]によるばらつきや有意差検定が可能となり，各グループの嗜好傾向をより正確に把握することができる．
・無記名とすることで，調査対象者による率直な意見を得ることが可能となる．

b) 集計・解析方法

次の点に留意して，集計を進める．
・喫食者総数と回答者総数を確認し，回答率（%）を算出する．
・回答に不備がある場合（一部回答していないなど），集計から除外する．
・入力マニュアルを作成しておく．
　例：性別の入力方法（男→1，女→2），調査項目（選択番号を入力）

回収した調査票は通し番号を付け，表計算ソフト Excel などを用いて集計を行う．この際，単純集計だけでなく，クロス集計[注]やグラフ化などをするとより詳細な結果が得られる．

Excel を活用した集計方法を以下に示す．

STEP 1　集計表作成

回答者ごとの回答を表に入力する．

回答者 No.	属　性	性　別	学　科	学　年	主菜・味	主菜・分量	主菜・外観
1	1	2	1	3	1	2	1
2	1	2	1	3	1	1	1
3	1	2	1	3	1	1	2
4	1	2	1	3	2	2	1
5	2	2	2		1	2	1
以下略							

STEP 2　コード表作成

調査項目の選択肢をコード化した一覧表を作成する．

コード	属　性	性　別	学　科	学　年	主菜・味	主菜・分量	主菜・外観
1	学生	男	栄養	1	おいしい	多い	よい
2	教職員	女	看護	2	普通	適量	普通
3	その他		福祉	3	おいしくない	少ない	悪い
4			英語	4			

STEP 3　VLOOKUP 関数で変換

新規集計表を準備し，VLOOKUP 関数を用いて，コード→選択肢言語へのデータ変換をする．

回答者 No.	属　性	性　別	学　科	学　年	主菜・味	主菜・分量	主菜・外観
1	学生	女	栄養	3	おいしい	適量	よい
2	学生	女	栄養	3	おいしい	多い	よい
3	学生	女	栄養	3	おいしい	多い	普通
4	学生	女	栄養	3	普通	適量	よい
5	教職員	女	看護	#N/A	おいしい	適量	よい
以下略							

平均値
データの値の合計をデータの数で割ったもの．平均値＝データの合計 / データの数．

標準偏差
平均値をもとにして，データが平均値からどれだけ離れているか（偏差）を表わしたもの．すべてのデータの平均値からの差（偏差）を表わす代表．それぞれのデータの値から平均値を引き，さらに2乗したものを合計しデータの数で割ったものを「分散」という．この「分散」の平方根が標準偏差である．分散＝（それぞれのデータの値－平均値）^{2} の合計 / データ数，標準偏差＝√分散．

クロス集計（分割表）
行と列それぞれの要因によって分類された集計表．さらに独立性の検定（χ^2 検定）を行って要因間の関連性を確認することも可能である．

STEP4　総計量を求め，グラフ化

　ピボットテーブルを用いて，総計量を求め，2つの質問項目間のクロス集計（下表）を行ってもよい．必要に応じてグラフ化（円グラフ，棒グラフなど）を行う（**図 4-4**）．
※下表の結果からは，主菜・量はおおむね適切なものであったが，一部の対象者で不適切であったことが分かる．

データの個数 / 性別	主菜・量			
性別	少ない	多い	適量	総計
女		2	16	18
男	2			2
総計	2	2	16	20

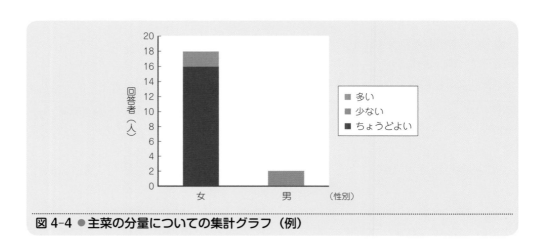

図 4-4 ●主菜の分量についての集計グラフ（例）

c) まとめと改善

　調査結果を精査することで，喫食者の嗜好傾向や満足度を把握することが可能となる．献立を計画する際の食品選択や料理の組み合わせを検討する際の参考資料となるとともに，調理方法や提供方法などの改善にもつながる．また，摂食量（または残菜量）と各調査項目との関係を検討することで，残菜の原因が明らかとなる．この場合は，喫食者の満足度調査アンケートで摂食量（または残菜量）の回答を求める必要がある．さらに，自由記述欄のコメントからは，食環境やサービス方法への課題が得られることもある．ここから得られた情報を給食従事者全員で共有し，**表 4-7** のように指摘事項に対して改善策を検討し，食堂に掲示することで，喫食者とのコミュニケーションを図る一環となり，給食従業者の意識の向上を図ることも可能となる．**表 4-8** に，喫食者の満足度調査アンケートおよび残菜量等の結果と次回の食事計画への改善点をまとめた例を示す．

表 4-7 ●喫食者からの指摘事項に対する改善対策検討（例）

【ご指摘事項】
配膳カウンター担当者がマスクをつけずに話しながら配膳していた．

【改善策】
従業員全員の衛生管理の徹底を行います．申し訳ございませんでした．

【ご指摘事項】

【改善策】

【ご指摘事項】

【改善策】

実習日：　　　　　　　　　　実習班：

表4-8 ● 喫食者の満足度調査のまとめと改善点（例）

調査日：　　年　　月　　日　　曜日　　　　　　　調査対象人数：95／100人（回収率　95%）

○料理についてのまとめと考察

料理名	分量	外観	味付け	温度	嗜好	残菜の有無	考察（改善点）
主食 （　ご飯　）	①多い ②ちょうどよい ③少ない	①よい ②普通 ③悪い	①濃い ②ちょうどよい ③薄い	①熱い ②ちょうどよい ③冷たい	①好き ②どちらともいえない ③嫌い		
主菜 （　肉じゃが　）	①多い（10%） ②ちょうどよい（80%） ③少ない（10%）	①よい（90%） ②普通（10%） ③悪い（0%）	①濃い（20%） ②ちょうどよい（80%） ③薄い（0%）	①熱い（0%） ②ちょうどよい（30%） ③冷たい（70%）	①好き（80%） ②どちらともいえない（10%） ③嫌い（10%）	有	男性には提供量が少なく、主食による全体量の調整が必要である。提供温度が低く、適温での提供ができていなかった。加熱終了から盛り付け終了までの作業工程の検討が必要である。味付けに関しては、一部で「濃い」と評価されたが、おおむね良好な評価であるため、現時点の調味の変更は考慮しない。
副菜 （きゅうりの酢の物）	①多い ②ちょうどよい ③少ない	①よい ②普通 ③悪い	①濃い ②ちょうどよい ③薄い	①熱い ②ちょうどよい ③冷たい	①好き ②どちらともいえない ③嫌い		
汁物 （　豆腐のみそ汁　）	①多い ②ちょうどよい ③少ない	①よい ②普通 ③悪い	①濃い ②ちょうどよい ③薄い	①熱い ②ちょうどよい ③冷たい	①好き ②どちらともいえない ③嫌い		
デザート （　ミルクゼリー　）	①多い ②ちょうどよい ③少ない	①よい ②普通 ③悪い	①濃い ②ちょうどよい ③薄い	①熱い ②ちょうどよい ③冷たい	①好き ②どちらともいえない ③嫌い		

○食事全体への満足度

①大変満足した　②やや満足した　③どちらともいえない　④やや不満足　⑤不満足

考察（改善点）

○サービス時の対応

配膳カウンター担当者のマスク不着用および私語の指摘を受けたため、調理従事者の衛生教育を実施する。また、給水機の補充が間に合わず、指摘を受けている。食堂サービス係の業務内容の周知徹底とサービス中の確認事項チェックリストの作成を検討する。

○栄養情報提供について

給食の栄養価表示が健康管理の参考になるとの意見が多数得られた。一方で、媒体の字が小さく、読みにくいとの指摘を受けているため、喫食者が見やすい字の大きさを検討する必要がある。夏期であるため、今後希望する栄養情報として「水分摂取」や「熱中症」についての情報提供を積極的に実施していく必要がある。また、季節等を考慮した情報提供を希望する意見が散見された。今後の献立作成に取り入れることとする。

○その他

冷たいめんや冷製スープの提供を希望する意見が多くあげられている。今後の献立作成に取り入れることとする。

2. 食材料管理

1）食材料管理のプロセス評価

　原材料の受け入れおよび保管・管理のプロセスは品質面，衛生面において重要であり，食中毒を中心とした危機管理対策の観点から以下の点に注意を要する．また，原材料の受け入れ時に不備が生じた場合，再納品の依頼や献立変更などの対処が必要である．

食材料の使用

　食肉類，魚介類，野菜類などの生鮮食品については当日に仕入れ，1回で使い切る．

表4-9 ● 検収時の対応例

事 例	検 収	対応例
数量の不足	9：00納品豚ももスライスの納品量が4,700gで，総使用量（発注量）5,000gより300g少ない．	肉じゃがの作業工程を考慮し，10：00までに300gを追加納品するよう依頼した．
消費期限切れ	木綿豆腐の消費期限が前日までであった．	みそ汁の作業工程を考慮し，10：30までに再納品するよう依頼した．
包装の不備	木綿豆腐のパックが破損していた．	みそ汁の作業工程を考慮し，10：30までに再納品するよう依頼した．
保管温度	牛乳の品温が18℃であった（乳・濃縮乳の保存温度は10℃以下）．	ミルクゼリーの作業工程を考慮し，10：30までに再納品するよう依頼した．
異物混入	こまつなに藁（わら）がついていた．	衛生上問題がないため納品を認め，下処理担当者に十分な洗浄を行うよう伝えた．

※検収時に不備があり対応した場合は，インシデントレポートを作成するとともに調理従事者間で情報を共有し，再発を防止するための方法を検討する．

表4-10 ● 納品書（例）

○月□日

_____ 様

下記のとおり納品いたしました．

税込合計金額　￥9,224−

店名　△△青果店

品　　名	数量（g）	単価（kg）	金額（税抜き）	摘　要
じゃがいも	6,667	300	2,000	
たまねぎ	2,128	170	362	
にんじん	2,062	220	454	
さやいんげん	659	580	382	
きゅうり	5,102	560	2,857	
ぶなしめじ	1,111	190	211	
はくさい	1,064	160	170	
こまつな	1,176	140	165	
葉ねぎ	319	1,190	380	
オレンジ	13 個	120	1,560	
合　　計			8,541	

❶食材料管理の評価のための帳票とその評価

【 実習 4-10 　食材料管理の評価のための帳票とその評価】

a）検収の記録簿

　食材料の納品が適切かを評価するために，納品時にはその都度，管理栄養士・栄養士，調理師などの調理従事者が立ち会い，発注量に対する納品量や衛生面，消費期限などの確認を行い，納品が適切かどうかを判断し，検収の記録簿（p49，表2-36）に記録する．

　また，納品に不備のある場合は，**表4-9**の検収時の対応例を参考に，納品の都度，必要事項を記録する．事故（アクシデント）につながる可能性のあるものに関しては，インシデントレポートを作成するとともに調理従事者間で情報を共有し，再発を防止するための方法を検討する．

表 4-11 ● 在庫食品受払簿（例）

食品名：米

年		入　庫			出　庫		在　庫	
月	日	数量（単位）（kg）	単価（円）	金額（円）	数量（単位）（kg）	金額（円）	数量（単位）（kg）	金額（円）
	先月繰越	41.0	400	16,400			41.0	16,400
	1 日				10.5	4,200	30.5	12,200
	2 日				9.6	3,840	20.9	8,360
	3 日	60.0	400	24,000	6.8	2,720	74.1	29,640
	4 日				8.2	3,280	65.9	26,360
	5 日						65.9	26,360
	6 日						65.9	26,360
	7 日						65.9	26,360
	8 日				9.7	3,880	56.2	22,480
	9 日				8.9	3,560	47.3	18,920
	10 日				9.4	3,760	37.9	15,160
	11 日				8.5	3,400	29.4	11,760
	12 日	60.0	400	24,000	9.2	3,680	80.2	32,080
	13 日						80.2	32,080
	14 日						80.2	32,080
	15 日				10.4	4,160	69.8	27,920
	16 日				10.1	4,040	59.7	23,880
	17 日				9.8	3,920	49.9	19,960
	18 日				9.9	3,960	40.0	16,000
	19 日				9.2	3,680	30.8	12,320
	20 日						30.8	12,320
	21 日						30.8	12,320
	22 日	50.0	400	20,000	8.9	3,560	71.9	28,760
	23 日				9.2	3,680	62.7	25,080
	24 日				9.7	3,880	53.0	21,200
	25 日				9.4	3,760	43.6	17,440
	26 日				8.9	3,560	34.7	13,880
	27 日						34.7	13,880
	28 日						34.7	13,880
	29 日	50.0	400	20,000	9.7	3,880	75.0	30,000
	30 日				9.2	3,680	65.8	26,320
	31 日						65.8	26,320
	翌月繰越						65.8	26,320

表 4-12 ● 原材料の取り扱い等点検表（例）

	年　　月　　日
責任者	衛生管理者

① 原材料の取り扱い（毎日点検）

	点検項目	点検結果
1	原材料の納入に際しては調理従事者等が立ち会いましたか.	○
	検収場で原材料の品質，鮮度，品温，異物の混入等について点検を行いましたか.	○
2	原材料の納入に際し，生鮮食品については，1回で使い切る量を調理当日に仕入れましたか.	○
3	原材料は分類ごとに区分して，原材料専用の保管場に保管設備を設け，適切な温度で保管されていますか.	○
	原材料の搬入時の時刻および温度の記録がされていますか.	○
4	原材料の包装の汚染を保管設備に持ち込まないようにしていますか.	○
	保管設備内での原材料の相互汚染が防がれていますか.	○
5	原材料を配送用包装のまま非汚染作業区域に持ち込んでいませんか.	×

② 原材料の取り扱い（月1回点検）

点検項目	点検結果
原材料について納入業者が定期的に実施する検査結果の提出が最近1か月以内にありましたか.	○
検査結果は1年間保管されていますか.	○

③ 検食の保存（毎日点検）

点検項目	点検結果
検食は，原材料（購入した状態のもの）および調理ずみ食品を食品ごとに50g程度ずつ清潔な容器に密封して入れ，-20℃以下で2週間以上保存されていますか.	○

〈改善を行った点〉 原材料を配送用包装のまま調理室（非汚染作業区域）に持ち込んでいたため，担当者にその場で注意を促し，ミーティングの際，調理従事者に注意するよう伝達した.
〈計画的に改善すべき点〉 原材料の取り扱い方法について定期的に職場内教育（OJT）を実施する.

b) 納品書

　食材料が納品された際，各納入業者が作成する「納品書」（**表 4-10**）について各納入業者との契約および発注書どおりの価格，数量であるかを確認する.

c) 在庫食品受払簿

　在庫食品（その日に消費されない食材料）は，数量・価格の出納を明確にするため「在庫食品受払簿」（**表 4-11**）を，1か月，15日など定期的に棚卸をしたうえで作成し，実際の在庫量と帳票上の量が一致するように管理する.

d) 原材料取扱い等点検票

　衛生的に食材料を管理するため，「原材料の取り扱い等点検表」（**表 4-12**）を用いて確認作業を行う. また，万が一食中毒などの事件が発生した場合，原因究明が必要であるため検食として原材料および調理ずみ食品を保存する.

　原材料は各頻度（表 4-12 の①③は毎日，②は月1回）で点検し，結果を記録する. 結果に不備のある場合は，「改善を行った点」または「計画的に改善すべき点」に改善または今後改善するための計画を記載する.

e) 食材料日計表（実施献立の食材料費）

　日々の食材料の購入量および金額を明確にし，1日あたりの食材料の出納を確認するため食材料日計表（**表 4-13**）を作成する.

職員食の区分
病院の調理施設で職員食も同時に提供する場合は，一般食，特別食，職員食のように区分を明確にする.

表4-13 ● 基本献立をもとにした食材料日計表（例）

予定食数
（ 100 ）食

献立名	食品名	使用量（g）	kg単価（円）	金額（円）税抜	備考
ご飯	米	9,000	400	3,600	
肉じゃが	豚ももスライス	5,000	1,900	9,500	
	じゃがいも	6,667	300	2,000	
	たまねぎ	2,128	170	362	
	にんじん	2,062	220	454	
	しらたき	2,000	580	1,160	
	かつお・昆布だし	8,000	9	72	
	砂糖	200	238	48	
	みりん	900	650	585	
	合成清酒	300	525	158	
	こいくちしょうゆ	1,200	380	456	
	調合油	500	400	200	
	さやいんげん	659	580	382	
きゅうりの酢の物	きゅうり	5,102	560	2,857	
	食塩	10	105	1	
	カットわかめ	100	4,800	480	
	鶏ささ身	1,000	980	980	
	いりごま	100	1,050	105	
	穀物酢	1,000	245	245	
	砂糖	600	238	143	
豆腐のみそ汁	木綿豆腐	2,000	150	1,050	※1丁300g：150円×7丁
	ぶなしめじ	1,111	190	211	
	はくさい	1,064	160	170	
	こまつな	1,176	140	165	
	かつお・昆布だし	13,000	9	117	
	淡色辛みそ	800	727	582	
	葉ねぎ	319	1,190	380	
ミルクゼリー	普通牛乳	4,000	223	892	
	生クリーム	1,000	400	400	
	アガー	200	2,300	460	
	砂糖	1,000	238	238	
	オレンジ	3,077	120	1,560	※1個：120円×13個
	合 計			30,013	
	1人あたり金額			300	

3. 生産管理

1）生産管理のプロセス評価

　生産管理のプロセス評価では，大量調理実習時の調理工程や作業工程などの評価を行う．評価に当たっては，表4-14に示したような評価表を用いる．大量調理実習時の調理工程や作業工程における反省点をそれぞれ振り返り，その反省点に対する改善策を検討することで評価を進めていく．評価で出てきた改善策については，次の実習の「計画（Plan）」に反映させる．

❶調理工程の実施と評価

【実習4-11　調理工程計画（調理作業指示書）の実施後の評価】

　調理工程については，次のような点に注意して評価を行う（表4-14①調理工程の評価）．

表4-14 ●生産管理の評価表（例）

① 調理工程の評価

料理名	実習時の反省点	反省点に対する改善策	備　考
肉じゃが	じゃがいもの皮がきれいにむけていなかった	機械のピーラーだけでは，じゃがいもの皮は少し残ってしまう．乱切りに切り込みをする際に小さな皮を除去しながら工程を進める	
肉じゃが	たまねぎの廃棄量が多く，100人分の使用量が予定より80g少なかった	下処理で廃棄部分を取り除く際に，廃棄部分ができるだけ少なくなるようにして，予定の廃棄率をめざす	
ミルクゼリー	ゼリーが軟らかすぎた．また舌触りがざらついていた	アガーと砂糖を水に溶かして加熱する際にアガーが完全に溶けたかを確認する	

② 作業工程の評価

料理名	実習時の反省点	反省点に対する改善策	備　考
ご飯	担当のAさんは，米を浸漬している間にむだな時間ができた	ご飯担当のAさんは，米を浸漬している間に肉じゃがのじゃがいもの切り込み作業に入る	
肉じゃが	スチコンでの煮込みに予定の時間より10分多く要した	下処理の際に野菜の切り込みの大きさを予定通りするために切りながら大きさを確認する	
きゅうりの酢の物	きゅうりの酢の物の提供は，1人で十分であった	きゅうりの酢の物担当のFさんは，きゅうりの酢の物の盛り付け後，ご飯の盛り付け作業に入る	
ミルクゼリー	ミルクゼリーの提供は，1人で十分であった	ミルクゼリー担当のJさんは，豆腐みそ汁のねぎの盛り付けを担当する	

③ 配膳作業の評価

料理名	実習時の反省点	反省点に対する改善策	備　考
ご飯	ご飯の粒が茶碗のふちにつくのが多く見られた	茶碗のふちにつかないように盛り付ける．ついてしまったものは，ふき取ってから提供する	ふき取るふきんは，清潔なものを使用する
肉じゃが	煮汁と具材の量が不均一であった	煮汁と具材を別々に計量し，1人分の盛り付け量を設定することにより均等に配分する	
豆腐のみそ汁	具材の量が不均一であった	スープウォーマーに入ったみそ汁の具は沈んでいる．盛り付けのたびにレードルを回したり，上下に動かしたりすることで沈んだ具を均等にしたうえで盛り付ける	
豆腐のみそ汁	提供した温度が低かった	スープウォーマーの設定温度には問題はなかったが，汁椀がかなり冷え切っていたのが問題であった．お椀は提供直前に消毒保管庫にて温めておく	

・料理の仕上がりは予定どおりであったか

・調理は丁寧に行われたか

・廃棄率は予定どおりか

・使用量は予定どおりか

・調理作業は指示どおりの手順・方法で行われたか

・味付けは問題なかったか

・調理作業指示書自体に問題はなかったか（不備や説明不足などはなかったか，など）

　味付けの均一化や調理の精度管理を高めるために，評価で得られた情報をもとに「調理マニュアル」を作成することも重要である．

❷作業工程・作業分担，作業動線の実施と評価

【 実習 4-12 　作業時間配分，作業分担計画，作業動線の実施後の評価】

　作業工程については，次のような点に注意して評価を行う（表 4-14 ②作業工程の評価）．

・作業は作業工程表どおりに進行したか

・料理によってのできあがり時間が大きく異なったりしなかったか

・作業予定時間が少なかった工程，多かった工程はなかったか

・使用する調理機器の導入・選択に問題はなかったか

・人員配置に問題はなかったか

・人員の作業分担は適当であったか

・作業動線にむだはなかったか

・作業工程表自体に問題はなかったか（無理な時間配分や無理な人員配置をしていなかったか，など）

　作業工程の評価については，調理従事者の作業量への配慮をしつつ，ムリ・ムダ・ムラがないかを評価することが中心となる．

❸盛り付け・提供の実施と評価【 実習4-13 　配膳作業の実施後の評価】

　盛り付け・提供については，次のような点に注意して評価を行う（表 4-14 ③配膳作業の評価）．

・盛り付け分量にむらはないか

・料理が余ったり足りなかったりしなかったか

・きれいに盛り付けられていたか

・料理に適した食器を使用していたか（大きさ・形状，など）

・適温で提供することができたか

　盛り付け・提供作業では，きれいに盛り付けができたかや均等に配分できたかに注目しがちだが，適温で提供できていたかという評価も重要である．

4. 衛生管理

1）衛生管理のプロセス評価

❶衛生的な調理のための評価【 実習 4-14 　検収から提供までの工程における危害分析・重要管理点の設定と管理方法の評価】

　調理従事者の衛生状態の評価は調理従事者の衛生管理点検表（p45，表 2-32）を用いて行う．調理担当者の衛生管理について，できていなかった項目があった場合，評価・改善欄に，衛生管理項目をどのようにすれば改善することができるかを記録する．たとえば，調理担当者が盛り付け・サービス時に必要に応じた手袋の使用ができなかった場合，事前に調理担当者を集めて衛生教育を実施するなど，改善策を検討する．

　検収の評価は検収の記録簿（p49，表2-36）を用いて行う．原材料の納品時の保存食の取り忘れの有無や，検収時に納入食品の品質に問題はなかったかを確認する．

　水質検査と温度測定の評価は水質検査と温度測定表（p44，表2-31）を用いて行う．調理室内の室温や湿度，冷蔵庫・冷凍庫の温度，食品の加熱時の中心温度，使用水の遊離残留塩素濃度の記録から，厨房内の作業環境，保冷機器の故障の有無，加熱食品が一定以上の温度まで加熱されているか，評価を行う．

　料理の温度管理の評価は料理の温度管理表（p48，表2-35）を用いて行う．提供料理の保温，保冷温度について確認する．

　施設の衛生点検については施設の衛生点検表（p46，表2-33）を用いて行う．「大量調理施設衛生管理マニュアル」に示されたように，食品の取り扱い等の点検，保存食の確認を行う．改善することがあれば評価・改善欄へ記入する．

❷後片付けのための帳票とその評価【実習4-15　清掃と点検】

　終業後の使用水の遊離残留塩素濃度を測定し，0.1 mg/L 以上含まれているかを確認する．表2-31の水質検査と温度測定表に測定時間，遊離残留塩素濃度，測定場所などを記録する．施設の衛生点検表（表2-33）の③実習終了後の点検項目を用いて，廃棄物の処理，調理施設の点検，調理器具の点検，食堂の点検を実施し，記録を確認する．改善することがあれば評価・改善欄に記入する．

❸衛生管理・安全管理に関するインシデント・アクシデントレポートの記入と改善案の提案【実習4-16　インシデント・アクシデントレポートの記入と改善案】

　インシデント・アクシデントレポート（p60，表3-5）で報告された内容を，**表4-15**のリスクマネジメント表に記入する．その事象に対し，何が原因と考えられるか記載する．また，その事象を未然に防ぐ対策について，改善策を記入する．

表4-15 ●リスクマネジメント表（例）

分　類		発見時間	報告時間	所要時間	発生場所			事象（原因）	改善点
					汚染区域	非汚染区域	食　堂		
インシデント	1								
	2								
	3								
	4								
	5								
アクシデント	1	12：30	12：58	28分			○	きゅうりの酢の物に手袋混入（きゅうり切裁時の確認ミス）	●生食用野菜に触れる手袋を透明から青に変更 ●異物が混入していないか，和える時点と盛り付け時に確認
	2								
	3								
	4								
	5								
その他	1								
	2								
	3								
	4								
	5								

〈評価および改善〉
インシデントは0件であったが，アクシデントが1件起こってしまった．発生から報告までは28分と，迅速に報告できた．
発生場所は食堂で1件，未然に防ぐことができるアクシデントであったと考えられる．再発予防のため，また発見を早くするために，使い捨て手袋の色を透明から青色へ変更する．

「給食の運営」実習の総合評価

●給食運営の PDCA サイクルについて理解を深める.
●給食運営や関連の資源（設備，食材料費，調理従事者の技術と人数）を総合的に判断し，栄養面・安全面・経済面等を統合したマネジメントについて理解を深める.
●給食の運営のサブシステムの管理状況を評価できる.
●アクシデント・インシデント管理の意義を理解し，改善案の提案ができる.

　本書の Chapter 1～4 で示す実習内容は，「給食の運営」実習に相当する．本 Chapter では実習のまとめとして総合評価会を行う．試作や喫食者への食事提供を通して，給食運営の PDCA サイクルが理解できたか，給食運営や関連の資源（設備，食材料費，調理従事者の技術と人数）を総合的に判断し，栄養面・安全面・経済面等を統合したマネジメントが理解できたか，給食運営に関わるサブシステムが理解できたかどうかについて，各グループの発表を通して理解を深める．

1. 「給食の運営」実習の総合評価

1）総合評価会

❶グループ発表による「給食の運営」実習の評価
【実習5-1　グループ発表による実習の振り返り】

　喫食者に提供した献立について，グループごとに発表を行う．「給食の運営」実習の評価（表5-1）に示す食材料費，残菜率，労働生産性，PDCA サイクルによる献立の改善，総合評価（喫食者の満足度調査アンケートの評価），総合的な献立の評価・反省について作成・報告する．また，給食運営のサブシステムの評価（表5-2）として衛生管理，品質管理，原価管理，作業管理，食事環境管理における達成度および達成状況のコメントについてまとめ，各サブシステムの管理状況を共有する．

❷グループ発表によるインシデント・アクシデント報告
【実習5-2　グループ発表による実習のインシデント・アクシデント報告】

　生産管理実習および試作実習で起こったインシデントやアクシデントについて重要な点を取り上げ，その改善策および望ましい対応について発表し，危機管理・安全管理に対する意識を高める（図5-1）.

❸「給食の運営」実習の実習期間を通した栄養出納
【実習5-3　実習の栄養出納の全体評価】

　実習のまとめとして，実習で提供した献立全体の給与栄養量と食品構成の平均値を目標量と比較し，平均値が目標量と比較してどうであったかを確認する（表5-3，表5-4）.

表5-1 ● 「給食の運営」実習の評価（例）

献立名		肉じゃが定食	食材料費（税抜）	価格構成	残菜率
実施献立	主食	ご飯	36.00 円／食	構成比（ 12 ）%	0 %
	主菜	肉じゃが	153.77 円／食	構成比（ 51 ）%	0 %
	副菜	きゅうりの酢の物	48.11 円／食	構成比（ 16 ）%	1 %
	汁物	豆腐のみそ汁	26.75 円／食	構成比（ 9 ）%	0 %
	デザート	ミルクゼリー	35.50 円／食	構成比（ 12 ）%	0 %
	提供食数（ 100 ）食		1食合計 （ 300.13 ） 円		
労働生産性	食数÷調理従事者数 ＝ （ 100 ）食÷（ 14 ）人 ＝ （ 7.1 ）食／人				

【PDCA サイクルによる料理の改善】
試作時のご飯が軟らかすぎたので，適度な水分量になるよう，加水量を検討した．
肉じゃがのじゃがいもとにんじんの大きさを調理従事者間で統一できるように，試作を繰り返した．
きゅうりの酢の物は，計画していた量が器に対して多すぎたので，分量を減らした．
酢の物のカットわかめを水戻しして使用したが，大きいサイズのわかめが含まれていた．試作時に指摘があり，100 食提供時には
サイズを見て，適宜包丁でカットすることとした．
デザートは抹茶ゼリーにするように検討していたが，抹茶がだまになったり沈んでしまったりしたため，ミルクゼリーに変更した．
ミルクゼリー液を容器に注ぐ際，最初はレードルで一つひとつ注いでいたが，効率が悪かったため，1Lの計量カップを用いて注
ぎ分けることにした．

【総合品質（喫食者満足度調査アンケートの評価）】
分量：デザートの量が少ないという意見が少しあったが，ほぼすべてのメニューにおいて，ちょうどよいという評価が得られた．
料理の見栄え（外観）：特に副菜の盛り付けがよいという評価が得られた．
味付け：酢の物の酸味が強いという意見があった．
温度：主菜，デザート，副菜においてはちょうどよいという評価がほとんどであった．
　　　主食，汁物においては，冷たいという評価が2割程度あった．
嗜好：好きという評価が8割を超えていた．

【総合的な献立の評価・反省】
全体的に，彩りよく仕上げることができた．
特に，みそ汁はこまつなを椀盛りにすることで緑色が退色せずに，きれいに仕上げることができた．
肉じゃがは，均一に盛り付けることができなかったことが検討すべき課題である．
試作を通して，班員で作業動線について頻繁に集まり話し合いを行ったため，提供当日はスムーズに作業ができた．
和食のメニューのため，食塩量を抑えることが課題であったが，調味の工夫により，できるかぎり抑えることができた．
みそ汁はウォーマーで保温したため少し蒸発してしまい，提供時間の終了間際の提供量が少なくなってしまった．
保温中の蒸発量を考慮して，作業指示書の作成を行うべきであった．

❹総合評価会のまとめとして

　給与栄養目標量や食品構成を考慮した献立作成は重要であるが，数字のみにとらわれず，食事として喫食者に満足してもらえる給食とサービスの提供が重要であることを忘れてはならない．また，給食の原価は，食材料費・人件費・経費で構成されるが，学内の実習では原価管理は目に見える食材料費に限られる場合が多い．給食の原価に関わる各費用の変動要因を調べ，設定した比率にコントロールできるように運営・管理することを意識しておかなくてはならない．

　経営管理とは，組織の目標に向かい，組織がもちうる資源を活用し，最大限の効果を導くための行動である．「満足度の高い食事を提供する」という目標に向かって，資源（実習室の設備，食材料費，調理従事者である学生の技術と人数）を活用し，組織（グループ）を効率的かつ効果的に運営していくためには，組織（グループ）を率いるリーダーのリーダーシップと PDCA に基づくマネジメントサイクルが欠かせない．「給食の運営」実習を通して経営管理の手法や考え方に関する理解が深まることが望ましい．

表 5-2 ●給食運営のサブシステムの評価（例）

主な管理項目についての評価　　　　A＝達成度 90 ～ 100%，B＝達成度 60 ～ 89%，C＝達成度 30 ～ 59%，D＝達成度 0 ～ 29%

	項　目	コメント
衛生管理	①調理従事者の衛生点検，手洗い・手袋着用の実施（A・Ⓑ・C・D）	個人衛生点検は全員行うことができた．必要な場面で衛生手袋を使用できた．
	②水質検査，冷蔵庫・冷凍庫の温度チェック（A・B・C・Ⓓ）	一部の冷蔵庫の温度点検を怠ってしまった．
	③原材料の適切な保管（A・Ⓑ・C・D）	原材料保存後はすぐに所定の冷凍庫に保管した．
	④原材料（検食）の保存（Ⓐ・B・C・D）	すべての食材料において原材料の保存（検食）を行うことができた．
	⑤生食用野菜・果物の殺菌（Ⓐ・B・C・D）	生食用の食材料は，すべて次亜塩素酸ナトリウムで殺菌を行った．
	⑥作業中の食材料の衛生的な取り扱い，作業台の清潔保持（A・B・C・Ⓓ）	調理台の拭き上げを怠り，清潔保持ができなかった．
	⑦加熱調理食品の中心温度確認（A・Ⓑ・C・D）	測定して75℃に満たない食材料があったが，加熱時間を延長して75℃で1分間の加熱を確認した．
	⑧加熱調理後冷却する食品の適正な温度管理（A・Ⓑ・C・D）	酢の物の鶏ささ身はスチコンで加熱，30分以内に20℃まで冷却した．
	⑨調理終了後の食品の適切な保管（A・Ⓑ・C・D）	ウォーマーや冷蔵庫を利用して，適切に保管できた．
	⑩調理済み食品（検食）の保存（A・B・C・Ⓓ）	汁物の調理ずみ食品（検食）を取り忘れた．
	⑪異物混入の有無（A・B・Ⓒ・D）	衛生手袋の切れ端が混入していたが，盛り付け時に気づき取り除いた．
	⑫調理機器等の清掃点検（Ⓐ・B・C・D）	使用した機器は衛生管理マニュアルに沿って，適切に清掃した．
品質管理	【設計品質】①給食の条件と献立作成基準を踏まえた献立作成（A・Ⓑ・C・D）	献立作成基準に沿って献立を作成した．
	②対象者の特性に応じた調味濃度の設定（A・Ⓑ・C・D）	対象者に合わせて，調味濃度を設定した．
	③対象者の特性に応じた見た目の設定（A・B・Ⓒ・D）	対象者のニーズに合わせて，もう少し華やかな見た目にすべきだった．
	④メニューに応じた温度の設定（A・Ⓑ・C・D）	メニューに合わせて，温かく提供するものと冷たく提供するもののバランスを考慮した．
	【適合品質】①予定通りの調味濃度での提供（A・Ⓑ・C・D）	予定通りの調味濃度（汁物の食塩濃度）で提供した．
	②予定通りの外観での提供（Ⓐ・B・C・D）	汁物のこまつなを先に椀盛りにすることで，色の退化を防ぎ，きれいな色で提供できた．
	③予定通りの温度での提供（Ⓐ・B・C・D）	ウォーマーや冷蔵庫を利用して，適切な温度で提供できた．
原価管理	①むだのない発注計画（Ⓐ・B・C・D）	食材料の規格を確認し，適切に発注を行った．
	②在庫食品の使用（A・B・C・Ⓓ）	開封ずみの調味料があることを忘れて，新しく購入した調味料から封を開けてしまった．
	③予算内の原価管理（Ⓐ・B・C・D）	予算内の原価管理ができた．
作業管理	①適正な作業動線（Ⓐ・B・C・D）	作業動線はスムーズであった．
	②適正な調理機器の使用，効率的な作業の実施（A・Ⓑ・C・D）	スチコンを扱う時は火傷に注意して行うことができた．
	③適正な作業従事者の人員配置（A・Ⓑ・C・D）	盛り付けに予想外に時間がかかったので，人員を増やすことで対応した．
	④迅速で均一な盛り付け作業（A・B・C・Ⓓ）	肉じゃがの盛り付け時間がかかったうえに，均一な盛り付けができなかった．
	⑤適時提供（A・Ⓑ・C・D）	提供予定時刻に遅れることなく提供できた．
	⑥大量調理としての献立の適正性（A・Ⓑ・C・D）	スチコンなどの機器を取り入れて，効率よく作業できる献立を立てた．
食事環境管理	①喫食者に対する栄養情報の提供（A・Ⓑ・C・D）	献立の栄養情報を分かりやすく提示した．
	②BGM等，快適な食環境の提供（A・B・C・Ⓓ）	BGMの音量が少し大きすぎた．
	③喫食者へ対応（誘導や言葉づかい，態度など）（A・Ⓑ・C・D）	接客態度や言葉遣いを適切に行った．
	③迅速かつ心のこもったサービスの提供（A・Ⓑ・C・D）	声をかけながら笑顔で提供した．

インシデント・アクシデント事例 1	みそ汁の提供終了間際の盛り付け量が少なくなった.
管理項目	衛生管理 ·⬭品質管理⬭· 原価管理 ·⬭作業管理⬭· 食事環境管理 · その他

原　因	改善案・望ましい対応
ウォーマーに保温中, みそ汁が蒸発することを考慮していなかった.	蒸発量を考慮して汁物は多めに調整しておく. 保温時間が長くなった場合には, 煮詰まってしまうことがあるので, 味をみてだし汁を加える.

インシデント・アクシデント事例 2	次亜塩素酸ナトリウムで殺菌後のきゅうりを切る際, 衛生手袋をつけ忘れた.
管理項目	⬭衛生管理⬭· 品質管理 · 原価管理 · 作業管理 · 食事環境管理 · その他

原　因	改善案・望ましい対応
衛生手袋を使う重要性は理解していたが, つい忘れてしまった.	忘れそうな事柄については, 調理従事者間で事前に確認し, 互いに注意し合う.

インシデント・アクシデント事例 3	肉じゃがにたまねぎの皮が混入していた.
管理項目	⬭衛生管理⬭·⬭品質管理⬭· 原価管理 ·⬭作業管理⬭· 食事環境管理 · その他

原　因	改善案・望ましい対応
下処理が確実ではなく, 調理・盛り付け工程すべてにおいて確認作業が不十分であった.	皮が混入しないよう下処理を確実に行い, 調理・盛り付け工程での確認も十分に行う.

インシデント・アクシデント事例 4	スチコンを開ける時, 蒸気で顔を火傷してしまった.
管理項目	衛生管理 · 品質管理 · 原価管理 · 作業管理 · 食事環境管理 ·⬭その他⬭

原　因	改善案・望ましい対応
急いでいたので, 蒸気を少し逃がしてから扉を開けるのを忘れていた.	スチコンの扉を開ける時は, たとえ急いでいたとしても落ち着いて作業を行うよう, 安全管理を行う.

図 5-1 ● グループ発表によるインシデント・アクシデント報告 (例)

表5-3 ● 実習全体の給与栄養量とその平均値（例）

エネルギーの（ ）は±10％の範囲を、給与栄養目標量の（ ）は RDA を示す。

	エネルギー (kcal)	たんぱく質 (g)	脂質 (g)	炭水化物 (g)	食物繊維 (g)	食塩 (g)	カルシウム (mg)	鉄 (mg)	ビタミンA (μgRAE)	ビタミンB₁ (mg)	ビタミンB₂ (mg)	ビタミンC (mg)
実習①	766	27.1	18.6	118.4	5.2	3.5	101	3.0	205	0.73	0.35	51
実習②	804	32.5	23.7	112.6	6.9	2.4	177	3.6	315	0.68	0.63	74
実習③	732	29.0	20.2	108.4	6.0	3.4	206	3.9	189	0.66	0.47	72
実習④	751	30.2	24.8	97.5	3.9	3.7	224	4.4	180	0.34	0.45	24
実習⑤	713	31.7	19.4	102.8	7.9	3.9	225	4.9	296	0.31	0.58	45
実習⑥	723	31.9	22.5	98.0	7.5	3.2	262	4.7	155	0.43	0.51	41
実習6回の平均	748	30.4	21.5	106.3	6.2	3.3	199	4.1	223	0.53	0.50	51
給与栄養目標量	750 (660〜810)	24.0〜37.0	16.0〜25.0	92.0〜120.0	7.0以上	2.5未満	230〜875 (280)	3.2〜14.0 (3.7)	230〜945 (315)	0.40(0.50) 以上	0.50(0.60) 以上	30(35)以上

	たんぱく質（P）エネルギー比 (％エネルギー)	脂肪（F）エネルギー比 (％エネルギー)	炭水化物（C）エネルギー比 (％エネルギー)	穀物エネルギー比 (％エネルギー)	動物性たんぱく質比 (％)
実習①	14	22	64	55	55
実習②	16	26	58	50	60
実習③	16	25	59	49	57
実習④	16	30	54	47	68
実習⑤	18	24	58	51	59
実習⑥	18	28	54	46	51
実習6回の平均	16	26	58	50	58
目標値	13〜20	20〜30	50〜65	45〜60	45〜55

＊ここでは100食提供を6回行ったこととする。

表5-4 ● 実習全体の食品構成（例）

食品群		実習①（g）	実習②（g）	実習③（g）	実習④（g）	実習⑤（g）	実習⑥（g）	実習6回の平均（g）A	目標食品構成（g）B	過不足 A−B（g）
穀類	米	90.0	90.0	90.0	90.0	90.0	90.0	90.0	80.0	10.0
	パン類	0.0	0.0	0.0	0.0	0.0	0.0	0.0	6.0	−6.0
	めん類	0.0	0.0	0.0	0.0	0.0	0.0	0.0	10.0	−10.0
	その他の穀類	0.0	5.0	8.5	25.9	5.1	48.4	15.5	3.0	12.5
いも類	いも	60.0	0.0	7.1	0.8	0.0	13.1	13.5	25.0	−11.5
	いも加工品	20.0	0.0	0.0	0.0	10.0	0.0	5.0	4.0	1.0
砂糖および甘味料		0.0	9.0	14.9	2.6	8.3	13.0	8.0	6.0	2.0
豆類	大豆製品	20.0	28.0	24.0	2.3	4.0	105.0	30.6	35.0	−4.4
	大豆・その他の豆類	0.0	9.5	40.0	31.0	10.0	0.0	15.1	10.0	5.1
種実類		1.0	0.0	0.5	0.1	2.0	0.5	0.7	0.5	0.2
野菜類	緑黄色野菜	36.0	115.0	53.0	23.0	60.0	66.9	59.0	65.0	−6.0
	その他の野菜	80.0	83.0	104.5	76.2	30.4	64.4	73.1	90.0	−16.9
	野菜漬物	0.0	0.0	0.0	0.0	0.0	0.0	0.0	1.0	−1.0
果実類	果実	20.0	50.0	40.0	30.0	20.0	40.0	33.3	60.0	−26.7
	果実加工品	0.0	19.0	30.0	2.7	5.0	4.8	10.3	10.0	0.3
きのこ類		0.0	11.0	0.0	0.0	0.0	0.0	1.8	5.0	−3.2
藻類		1.0	0.0	0.8	1.6	2.0	0.5	1.0	1.0	0.0
魚介類	魚介類（生）	0.0	0.0	26.0	44.0	0.0	10.0	13.3	25.0	−11.7
	干物塩蔵乾物	0.0	0.0	0.0	0.0	0.0	0.0	0.0	1.0	−1.0
	練り製品	0.0	0.0	0.0	11.6	3.0	10.0	4.1	3.0	1.1
獣肉鳥類	肉類（生）	60.0	62.0	55.0	25.0	89.0	27.0	53.0	35.0	18.0
	肉加工品	0.0	1.4	7.9	0.0	1.8	1.5	2.1	2.0	0.1
卵類		0.0	27.0	0.0	30.0	20.0	10.0	14.5	10.0	4.5
乳類	牛乳	40.0	0.0	100.0	0.0	60.0	55.0	42.5	30.0	12.5
	乳製品	10.0	30.0	30.0	0.0	3.2	2.0	12.5	10.0	2.5
油脂類	動物性	0.0	3.0	0.0	3.0	0.0	3.0	1.5	4.0	−2.5
	植物性	5.0	4.8	5.1	11.0	8.5	10.7	7.5	3.0	4.5
調味料類	食塩	0.1	1.5	0.7	0.6	0.9	0.5	0.7	0.5	0.2
	しょうゆ	12.0	0.0	7.2	7.3	7.6	10.0	7.4	6.0	1.4
	みそ	8.0	0.0	0.0	2.3	0.0	0.0	1.7	2.0	−0.3
	その他の調味料	19.0	3.4	10.9	10.7	4.4	17.3	10.9	9.0	1.9

＊ここでは100食提供を6回行ったこととする.

「給食経営管理の総合的理解」
―事業所給食を想定した給食の経営管理

学修到達ポイント

- ●モデル施設のアセスメント結果に基づき，給食における栄養・食事管理の目標を設定できる．
- ●マーケティングの手法を用いて，目的とするターゲット層にふさわしい提供メニューを検討するプロセスが理解できる．
- ●給食運営に関わる費用構成について理解し，経営管理の手法を用いて具体例に沿った費用分析ができる．

本 Chapter では，モデルとなる事業所給食における給食の提供と評価のサイクルをイメージした内容についてまとめている．想定条件に応じ，アセスメント結果に基づいた栄養・食事管理の目標を設定するプロセス，マーケティングの手法を用いて目的とするターゲット層にふさわしい提供メニューを検討するプロセス，経営管理の手法を用いて給食運営に関わる費用分析を行うプロセスについて具体例を用いて示している．事業所給食では，利用者が提供した食事を満足して継続的に摂取し，健康状態・栄養状態を改善・維持することを目的とする．本来の給食経営管理は，施設の資源に応じたサブシステムとそれらを統合したトータルシステムを構築し，それが組織的に機能することで，目的の達成をめざす活動である．

1. 事業所給食を想定した利用者のアセスメントと栄養計画

食堂の利用者となる従業員のアセスメントと栄養計画について示す．

1）利用者のアセスメント

❶モデルとなる給食施設の人員構成の把握
【実習 6-1　利用者の人員構成の把握】

給食施設の人員構成の把握は，以下の手順で実施する．
a）身体活動レベルの確認と人員構成表の作成
従業員の従事している業務内容を把握し，勤務状況に沿った身体活動レベル（**表 6-1**）を確認し，人員構成表（**表 6-2**）を作成する．
b）推定エネルギー必要量によるグループ化
従業員を推定エネルギー必要量の似かよったグループにまとめる．

本来は一人ひとりの推定エネルギー必要量（式 1）を計算したうえで栄養管理を行うべきであるが，事業所など健康な利用者が対象となる施設では，参考値を使ってエネルギー必要量を確認しても差し支えないと考える．

参考に推定エネルギー必要量の算出式を次に示す．

（式 1）
　推定エネルギー必要量（kcal/日）
　＝基礎代謝基準値（kcal/kg/日）×参照体重（kg）×身体活動レベル

表6-1 ● 身体活動レベル

身体活動レベル	低い（Ⅰ）1.50	普通（Ⅱ）1.75	高い（Ⅲ）2.00
日常生活の内容	生活の大部分が座位で，静的な活動が中心の場合 例）事務職など	座位中心の仕事だが，職場内での移動や立位での作業・接客など，あるいは通勤，買い物，家事，軽いスポーツなどのいずれかを含む場合 例）接客業務など	移動や立位の多い仕事への従事者，あるいはスポーツなど余暇における活発な運動習慣をもっている場合 例）製造業など

表6-2 ● 従業員の人員構成表

		身体活動レベル 低い（Ⅰ）		身体活動レベル 普通（Ⅱ）		身体活動レベル 高い（Ⅲ）	
		男	女	男	女	男	女
年齢（歳）	18〜29	170	45	120	145	0	0
	30〜49	130	50	340	150	0	0
	50〜64	100	5	40	5	0	0
小計（人）		400	100	500	300	0	0
合計（人）		1,300					

表6-3 ● 推定エネルギー必要量の参考値（kcal/日）

		身体活動レベル 低い（Ⅰ）		身体活動レベル 普通（Ⅱ）		身体活動レベル 高い（Ⅲ）	
		男	女	男	女	男	女
年齢（歳）	18〜29	2,300	1,700	2,650	2,000	3,050	2,300
	30〜49	2,300	1,750	2,700	2,050	3,050	2,350
	50〜64	2,200	1,650	2,600	1,950	2,950	2,250

〔厚生労働省：日本人の食事摂取基準（2020年版）〕

　本書では，身体活動レベルごとの推定エネルギー必要量の参考値（**表6-3**）を用い，栄養計画を行うこととする．

c）エネルギー目標量の設定

　従業員の推定エネルギー必要量を低い順に並べ，似かよったグループに分け，各グループのエネルギー目標量を設定する（本書では3グループに分けた）（**表6-4**）．対象者の推定エネルギー必要量が給与エネルギー目標量の±10%の範囲に入るよう各グループの給与エネルギー目標量を設定する．

d）アセスメントの実施

　各グループの特徴を理解するために，定期健康診断等のデータを活用して各グループのアセスメントを行う（**表6-5**）．BMIは身長と体重のデータから，生活習慣・食習慣は医師の問診や生活習慣調査等で把握することができる．

❷利用者の栄養評価

a）NCP（Nutrition Care Process）に基づく栄養評価

【**実習6-2**　NCPを用いた利用者の栄養評価】

　A〜Cグループのアセスメント結果（表6-5）を，NCPのPES報告の記載例にならって記載した（**表6-6**）．PESの報告書とは，P：問題点に対して，E：栄養状態を悪化させている原因や要因（なぜそうなったのか），S：兆候や症状（栄養アセスメントデータ）などの根拠を整理した記載方法である．

表6-4 ●従業員のエネルギー分布とグループ分け

グループ分け	1日あたりの推定エネルギー必要量(kcal/日)	対象人数(人)	対象人数合計(人)	該当者	グループごとの給与エネルギー目標量(括弧内は±10%の範囲)
Aグループ	1,650	5	100	身体活動レベル低い(Ⅰ)・50〜64歳女性	1,700 kcal (1,530〜1,870 kcal)
	1,700	45		身体活動レベル低い(Ⅰ)・18〜29歳女性	
	1,750	50		身体活動レベル低い(Ⅰ)・30〜49歳女性	
Bグループ	1,950	5	700	身体活動レベル普通(Ⅱ)・50〜64歳女性	2,100 kcal (1,890〜2,310 kcal)
	2,000	145		身体活動レベル普通(Ⅱ)・18〜29歳女性	
	2,050	150		身体活動レベル普通(Ⅱ)・30〜49歳女性	
	2,200	100		身体活動レベル低い(Ⅰ)・50〜64歳男性	
	2,300	170		身体活動レベル低い(Ⅰ)・18〜29歳男性	
	2,300	130		身体活動レベル低い(Ⅰ)・30〜49歳男性	
Cグループ	2,600	40	500	身体活動レベル普通(Ⅱ)・50〜64歳男性	2,600 kcal (2,340〜2,860 kcal)
	2,650	120		身体活動レベル普通(Ⅱ)・18〜29歳男性	
	2,700	340		身体活動レベル普通(Ⅱ)・30〜49歳男性	

表6-5 ● A〜Cグループのアセスメント結果

グループごとの推定エネルギー目標量	対象人数合計(人)	該当者	BMIが目標とする範囲外の者の割合	生活習慣・食習慣の概要
Aグループ 1,700 kcal	100 (女性のみ)	【身体活動レベル低い(Ⅰ)・18〜64歳女性】	高: 3% 低:12%	● 全体の50%は1日1回以上お菓子などの間食をとる習慣がある ● 全体の30%は運動習慣がほとんどない ● ヘルシー志向だが,貧血ぎみの人が多い ● 朝食欠食率は全体の10%
Bグループ 2,100 kcal	700 (男性6: 女性4)	【身体活動レベル普通(Ⅱ)・18〜64歳女性】 【身体活動レベル低い(Ⅰ)・18〜64歳男性】	高: 2% 低: 3%	● 運動習慣のある人が多い ● 男性の30%は週3回以上の飲酒習慣がある ● 朝食欠食率は全体の8%
Cグループ 2,600 kcal	500 (男性のみ)	【身体活動レベル普通(Ⅱ)・18〜64歳男性】	高:34% 低: 3%	● 全体の60%は夜食の習慣がある ● 全体の60%は週3回以上の飲酒習慣がある ● 朝食欠食率は全体の20%

❸栄養管理と栄養教育の目標

【 実習6-3 】 アセスメント結果をもとにした栄養管理と栄養教育の目標】

　NCPに基づく集団のアセスメント結果(表6-6)から,各グループの問題点を解決するためには,栄養管理と栄養教育が必要となる.**表6-7**にアセスメント結果に基づくグループ別の栄養管理と栄養教育の計画の内容を示した.BMIが目標とする範囲外にある対象者においては個別の対応を行う.

表 6-6 ● NCP に基づく集団のアセスメント結果

グループごとの推定エネルギー目標量	該当者	BMI が目標とする範囲外の者の割合	生活習慣・食習慣の概要	PES 報告に基づく集団のアセスメント結果
A グループ 1,700 kcal	【身体活動レベル低い（Ⅰ）・18〜64 歳女性】100 人	高：3% 低：12%	● 全体の 30% は 1 日 1 回以上お菓子などの間食をとる習慣がある ● 全体の 40% はダイエット経験者である ● ヘルシー志向だが，貧血ぎみの人が多い ● 朝食欠食率は 10%	BMI が目標とする範囲を下回る割合が 12% である（S）ことから，痩身願望（E）が原因となった，エネルギー摂取量が不足しがちな集団（P）と考えられる． BMI が目標範囲外にある人は個別対応が必要．
B グループ 2,100 kcal	【身体活動レベル普通（Ⅱ）・18〜64 歳女性】【身体活動レベル低い（Ⅰ）・18〜64 歳男性】700 人（男性：女性の割合＝6：4）	高：2% 低：3%	● 運動習慣のある人が多い ● 男性の 30% は週 3 回以上の飲酒習慣がある ● 朝食欠食率は 8%	運動習慣のある人が多く，BMI が目標範囲外にある割合が 5% で，運動習慣のある人が多い（S）ことから，エネルギー収支バランスがとれており（E），エネルギー摂取量が適正な者が多い集団（P）と考えられる． BMI が目標範囲外にある人は個別対応が必要．
C グループ 2,600 kcal	【身体活動レベル普通（Ⅱ）・18〜64 歳男性】500 人	高：34% 低：4%	● 全体の 60% は夜食の習慣がある ● 全体の 60% は週 3 回以上の飲酒習慣がある ● 朝食欠食率は 20%	BMI が目標とする範囲を上回る割合が 34% で，60% は夜食と飲酒の習慣がある（S）ことから，生活習慣（E）が原因となった，エネルギー摂取量が過剰な者が多い集団（P）と考えられる． BMI が目標範囲外にある人は個別対応が必要．

P：問題点，E：栄養状態を悪化させている原因や要因，S：兆候や症状

表 6-7 ● アセスメント結果に基づくグループ別の栄養管理と栄養教育の計画

グループごとの推定エネルギー目標量	該当者	栄養診断（PES 報告）に基づくアセスメントの記載	栄養管理・栄養教育の目標
A グループ 1,700 kcal	【身体活動レベル低い（Ⅰ）・18〜64 歳女性】100 人	BMI が目標とする範囲を下回る割合が 12% であること（S）ことから，痩身願望（E）が原因となった，エネルギー摂取量が不足しがちな集団（P）と考えられる．	【栄養管理】 ● 不足しがちな鉄やカルシウムを補うために，肉，乳製品などを取り入れる 【栄養教育】 ● 運動習慣を増やすだけでなく，正しいボディイメージをもつような栄養教育を行う
B グループ 2,100 kcal	【身体活動レベル普通（Ⅱ）・18〜64 歳女性】【身体活動レベル低い（Ⅰ）・18〜64 歳男性】700 人（男性：女性の割合＝6：4）	運動習慣のある人が多く，BMI が目標範囲外にある割合が 5% で，運動習慣のある人が多い（S）ことから，エネルギー摂取量が適正な者が多い集団（P）と考えられる．	【栄養管理】 ● 男女が混在した集団であることから，どの対象者にとっても摂取不足・摂取過多にならないような給与栄養目標量の範囲を設定する 【栄養教育】 ● 生活習慣病予防のための栄養教育を行う
C グループ 2,600 kcal	【身体活動レベル普通（Ⅱ）・18〜64 歳男性】500 人	BMI が目標とする範囲を上回る割合が 34% で，60% は夜食と飲酒の習慣があること（S）ことから，生活習慣（E）が原因となった，エネルギー摂取量が過剰な集団（P）と考えられる．	【栄養管理】 ● 生活習慣病予防のため，食物繊維やきのこ類，海藻類などを取り入れる ● 揚げ物を控え，油の少ない調理法を用いる 【栄養教育】 ● 料理の選び方，夜食の選び方，飲酒について栄養教育を行う

P：問題点，E：栄養状態を悪化させている原因や要因，S：兆候や症状

異なる給与エネルギー量に対応するため，主食の量は小盛り，中盛り，大盛りを設定するとよい.

2. 事業所給食を想定したマーケティング

マーケティングとは，利用者が望む商品とサービスを開発し，買ってもらえる仕組みを作る活動である．本書では，マーケティングの基本プロセス，調査（Research）→セグメンテーション・ターゲティング・ポジショニング（Segmentation・Targeting・Positioning）→マーケティング・ミックス（Marketing Mix）→実施（Implementation）→管理・評価（Control・Check）に沿って展開する（本シリーズ第11巻　Chapter 9参照）.

1）マーケティングの計画と実施【 実習6-4 　マーケティングの活用】

❶調査

内部分析として，従業員の顧客ニーズを把握するための満足度調査を行う（表6-8）.
食堂利用者だけでなく，食堂をあまり利用しない従業員の意見も調査するとよい.

❷セグメンテーション，ターゲッティング，ポジショニング

a）セグメンテーション（細分化）

人員構成表（表6-2）をもとにして従業員を年齢・性別でグループに分けたものに，食堂利用者の利用率やアンケート調査結果などのデータを加えた表を作成し，食堂利用者を細部化する（表6-9）.

b）ターゲッティング

食堂利用率やアンケート調査結果（表6-9）からターゲットとする層を決める（表6-10）.

c）ポジショニング

ターゲットとした消費者層に対して，理想的な商品の位置づけを決める（表6-11）.

❸マーケティング・ミックス

これらの商品化計画を実現化するためには，マーケティング・ミックスを利用する.
「商品（Product）」，「価格（Price）」，「場所・流通（Place）」「販売促進（Promotion）」の4つの要素を用いて，商品を提供するための計画を行う（表6-12）.

表6-8 ●満足度調査の例

	以下の項目の当てはまるほうに○をつけてください	自由にご意見・ご要望をお書きください
食事の満足度についてはいかがでしたか？	味付け（満足・不満足） 温度（満足・不満足） 見た目（満足・不満足） 盛り付け量（満足・不満足） メニューの種類（満足・不満足） 品数（満足・不満足） 価格（満足・不満足）	
食堂の環境，清潔さについてはいかがでしたか？	テーブル，椅子の清潔さ（満足・不満足） 食器や箸の清潔さ（満足・不満足） BGM（満足・不満足）	
サービスはいかがでしたか？	従業員の接客マナー（満足・不満足） 身だしなみ（満足・不満足） 対応の早さや手際（満足・不満足） 提供までの待ち時間（満足・不満足）	

表6-9 ● 年齢・性別ごとの食堂利用率とアンケート調査結果

		男性			女性		
		総数（人）	食堂利用者（利用率）	アンケート調査（件数）	総数（人）	食堂利用者（利用率）	アンケート調査
年齢（歳）	18〜29	290	203（70%）	● 質より量が多いほうがよい（103） ● 丼物が食べたい（45） ● 味が薄い（22）	190	76（40%）	● 食事の際にデザートを食べたい（43） ● 彩りが悪い（17）
	30〜49	470	282（60%）	● 揚げ物が食べたい（92） ● 魚料理が食べたい（60） ● ドレッシングの種類を増やしてほしい（30）	200	90（45%）	● 小鉢の種類を増やしてほしい（26） ● 和食以外の料理も食べたい（25）
	50〜64	140	56（40%）	● 1品の量を少なくしてほしい（19） ● 郷土料理を食べたい（5）	10	5（50%）	● 1品の量を少なくしてほしい（4） ● 料理が冷めている（1）
合計（人）		900	541（60%）		400	171（43%）	

表6-10 ● ターゲット層の決定

ターゲット層	男性	女性
年齢	18〜49歳	18〜29歳
理由	ボリューム重視で，揚げ物を好む層であるが，エネルギー摂取量が過剰な表6-7のCグループに属する対象者が多いため	食事の際にデザートを好む層であるが，食事からのエネルギー摂取量が不足しがちな表6-7のAグループに属する対象者が多いため

表6-11 ● ターゲット層にふさわしい商品のポジショニング

ターゲット層	男性	女性
年齢	18〜49歳	18〜29歳
理由	ボリューム重視で，揚げ物を好む層であるが，エネルギー摂取量が過剰な表6-7のCグループに属する対象者が多いため	食事の際にデザートを好む層であるが，食事からのエネルギー摂取量が不足しがちな表6-7のAグループに属する対象者が多いため
ターゲットに合わせた商品化計画（ポジショニング）	● スチコンを用いて揚げ物の調理することで，油の使用量を抑える ● 1品のポーションサイズを減らす代わりに，副菜を3種類つけ，ボリュームを減らさないようにする ● 定食には野菜を150g使用する	● 果物や不足しがちな乳製品を使用したデザートをつける ● ネーミングに気を配り，イタリア風，アジア風，インド風などのメニューを取り入れる ● 主食は，雑穀ご飯などを選べるようにする ● 定食には野菜を150g使用する

表6-12 ● マーケティング・ミックスを用いた定食形式の新メニューの検討内容

マーケティング・ミックス	内容
商品	● ターゲット層のニーズに合わせた主菜メニューの開発 ● ポーションサイズの見直し
価格	● 新メニューの価格の設定について検討する（いくらなら買うか，買いやすいか，手頃な価格であるか，など）
場所・流通	● 食環境の整備（清潔さ，椅子，テーブル，食器，BGMなど）
販売促進	● ポスターやサンプルディスプレイ，社内イントラネットなどによる新メニューの告知 ● 効果的なPOPの作成

表 6-13 ● 新メニューの提供を行う際の具体的な内容や目標

項目	内容
新メニューの内容	● 栄養バランスを考慮したセットメニューとする ● 丼やめん料理も適宜取り入れる ● 日替わりで内容を変える
新メニューの告知方法	● 写真入りポスターや社内イントラネットを活用する → ターゲット層に合わせた新メニューの提案であることを明確に伝える
食堂での提供について	● 新メニューのレーンを設け，利用者が分かりやすいようにサービス係が誘導する ● 手早く配食し，利用者を待たせないようにする
売上の目標	● ターゲット層の利用者を 3 か月で 10％増やす ● 新メニューの売り上げは，ABC 分析の上位ランクをめざす
取り組みの評価方法	● 1 か月ごとに利用者の満足度調査を行い，改善点は再検討する

❹実施

企画した新メニューの提供を行う際の具体的な内容や目標を**表 6-13** に示す．

よりよいサービスが提供できるように，従業員の教育（身だしなみ，接客マナーなど）も同時に行う必要がある．

❺管理

実施した内容について，管理・統制・評価を行う．評価は食堂利用者の満足度調査や，新メニューの販売実績を ABC 分析にて評価することなどによって行う．

マーケティングの調査では，内部分析だけではなく外部分析（全国的に話題性のあるメニューの情報収集や，同業他社の状況把握）を行い，新たな戦略に生かしていく．

3. 事業所給食を想定した給食の提供と評価のサイクル

対象集団と経営環境に応じた給食の計画，生産・提供，評価を繰り返す．

事業所で年に 1 回行う健康診断などから，表 6-6 に示すアセスメント結果がどのように変化したかを検討する．

特定給食施設の管理者は，健康増進法施行細則第 6 条に基づき，所轄の保健所に栄養管理報告書（p66 参照，東京都の例：http://www.fukushihoken.metro.tokyo.jp/kenkou/kenko_zukuri/ei_syo/tokutei/houkoku.html）を提出することが求められる．栄養管理報告書は，従来は栄養管理基準に従って適切な栄養管理が行われているかを確認するものであった．その後，健康日本 21（第二次）の個別目標である「利用者に応じた食事の計画，調理及び栄養の評価，改善を実施している特定給食施設の割合の増加」に関する評価基準として，「肥満者ややせに該当する者の割合」の変化の状況（前年度の割合に対して，増加していないこと）を用いるよう通知されたことから（健が発 0329 第 3 号　平成 25 年 3 月 29 日　特定給食施設における栄養管理に関する指導及び支援について），栄養管理報告書で肥満ややせの割合の変化を確認するようになった．

事業所給食の役割は，福利厚生の一環として，健康保持・増進や労働意欲・作業効率を高め生産性の向上に役立てることであるが，事業者には，給食が健康づくりの一環として機能しているかを確認することが求められてきている．

4. 事業所給食における費用分析

1）原価管理と資源

❶給食運営に関わる費用分析【実習6-5 給食運営に関わる費用分析】

　給食経営においては，顧客が満足する食事を安全に提供することが求められるが，そのためには食事やサービスの質の向上とともに安全に業務を行うための質の確保が必要である．そこで業務においては経営状態を把握しながら，食材料費，労務費など諸経費を管理する必要がある．

　今後，高齢社会においては労働人口の減少と共に労働者の高齢化が深刻化する．そのため，状況に応じて給食の運営の見直しを行い，経営の見直しも検討する必要がある．

a）会計・原価管理

　昼食を提供する事業所における会計・原価管理に関する表を**表6-14**に示す．この事業所は食単価契約を結び，昼食時に単一定食を500食提供している．1か月の営業日数は20日である．

　原価構成は，A：製造原価，B：総原価，C：販売価格に分類される．**表6-15**の原価構

表6-14 ● 事業所給食における会計・原価管理表（例）

原価構成				構成内容	構成内容詳細		1か月費用（円）	
C 販売価格	B 総原価（給食原価）	A 製造原価	直接費 材料費	直接材料費（① a. 食材料費）	305円	500食/日	⑩	3,050,000
				間接材料費（② b. 盛り付け用アルミカップなど）	3円	500食/日	⑪	30,000
			労務費	直接労務費：常勤（管理栄養士）	1人	1か月		500,000
				直接労務費：常勤（③ g. 栄養士）	1人	1か月	⑫	400,000
				直接労務費：常勤（④ h. 調理師）	2人	1か月	⑬	700,000
				直接労務費：パート（⑤ i. 配膳・フロアサービス係 1,000円/時間）	4人	5時間/日	⑭	400,000
				間接労務費：パート　食器洗浄（900円/時間）	2人	4時間/日	⑮	144,000
			経費	直接経費（⑥ c. 光熱-水費，ラップ，ふきん，運送費など）			⑯	600,000
				間接経費（⑦ d. 保菌検査代，清掃用具，洗剤，廃物処理費など）			⑰	200,000
				その他の経費（文房具，用紙，通信費など）				50,000
				減価償却費，作繕保守費				30,000
		間接費	製造間接費	エリアマネージャー交通費	2,500円×4回		⑱	10,000
				清掃費用				15,000
			一般管理費	（⑧ e. 本社費，経理業務費，食中毒保険料など）			⑲	500,000
			販売管理費	（⑨ f. 広告・宣伝費，求人費など）			⑳	30,000
	損失			残食率	5%			
	利益			利益率	5%			

製造原価※	製造原価＝[（直接材料費）＋（間接材料費）＋（労務費）＋（経費）＋（製造間接費）]×（1＋残食率）	計算値	6,435,450円
総原価	総原価＝（製造原価）＋（一般管理費）＋（販売管理費）	計算値	6,965,450円
販売価格	販売価格＝（総原価）×（1＋利益率）	計算値	7,313,723円
1食あたりの販売価格	1食あたりの販売価格＝販売価格/食数	計算値	731 → 730円
売上高	1食あたりの販売価格×1か月の食数	計算値	7,300,000円
販売価格に対する直接材料費の割合	販売価格に対する直接材料費の割合＝（食材料費）/（販売価格）×100	計算値	42%

※ 製造原価に残食率を含めて算出

表 6-15 ● 原価構成内容

項目	費用	備考
a 食材料費	305 円／食	
b 盛り付け用アルミカップなど	3 円／食	
c 光熱水費，ラップ，ふきん，配達運送費など	600,000 円／月	
d 保菌検査費，清掃用具，洗剤，廃物処理費など	200,000 円／月	
e 本社費，経理業務費，食中毒保険料など	500,000 円／月	
f 広告・宣伝費，求人費など	30,000 円／月	
g 常勤（栄養士）	400,000 円／月	
h 常勤（調理師）	350,000 円／月／人	2 人体制
i パート 配膳・フロアサービス係（1,000 円／時間）	1,000 円／時間	

表 6-16 ● 損益分岐点（例）

販売価格（　730）円の昼食を 500 食販売（営業日数 20 日）したとすると，
売上高は（7,300,000）円となる.

○固定費[注]　　　　　　　　　　　　　　　　　　　　　　　　　（円）

直接労務費：常勤	管理栄養士	1 人	1 か月	500,000
直接労務費：常勤	栄養士	1 人	1 か月	400,000
直接労務費：常勤	調理員	2 人	1 か月	700,000
経費	減価償却費		1 か月	30,000
一般管理費	本社費		1 か月	500,000
			固定費総額 ①	2,130,000

○変動費[注]　　　　　　　　　　　　　　　　　　　　　　　　　（円）

直接材料費	直接食材料費（1 食）	305 円	500 食×20 日	3,050,000
間接材料費	間接材料費	3 円	500 食×20 日	30,000
直接労務費：パート	フロアサービス係（1,000 円/時間）	4 人	5 時間/日	400,000
間接労務費：パート	食器洗浄係（900 円/時間）	2 人	4 時間/日	144,000
直接経費	水光熱費など		1 か月	600,000
間接経費	保菌検査代など		1 か月	200,000
その他の経費（文房具，用紙，通信費等）	文具など		1 か月	50,000
製造間接費	エリアマネージャー交通費		1 か月	10,000
	清掃費		1 か月	15,000
販売管理費	広告費		1 か月	30,000
			変動費総額 ②	4,529,000

固定費＋変動費の総額	③	6,659,000

売上高	④	7,300,000

固定費＋変動費と売上高の関係

⑤　固定費＋変動費（6,659,000）＜　売上高（7,300,000）

固定費＋変動費の総額＜売上高：利益が出ている状態

固定費＋変動費の総額＞売上高：損失が出ている状態

→　（利益・損失）が出ている状態

変動費率＝変動費÷売上高	⑥	0.6204109

損益分岐点＝固定費÷（1－変動費率）	⑦	5,611,332

→ 5,611,332 円／月が損益分岐点売上高[注]

損失が出ない売上食数（月間）＝損益分岐点売上高÷販売価格	⑧	7686.7

→ 7,687 食／月

損失が出ない 1 日あたりの売上食数	⑨	384

→ 384 食

→ 1 日 384 食以上販売すれば利益が出る

表6-17 ●事業所給食施設における経営管理計画表

		売上高（円）	直接費					
			食材料費（円）	構成比（%）	労務費（円）	構成比（%）	経費（円）	構成比（%）
	月間予定	7,300,000	3,080,000	42	2,144,000	29	880,000	12
4月	実施	7,285,000	3,005,000	41	2,200,000	30	885,000	12
5月	実施	7,250,000	3,060,000	42	2,182,000	30	830,000	11
6月	実施	7,280,000	3,010,000	41	2,150,000	30	810,000	11
7月	実施	7,325,000	3,010,000	41	2,200,000	30	800,000	11
8月	実施	7,000,000	2,980,000	43	2,180,000	31	780,000	11
9月	実施	7,250,000	3,025,000	42	2,160,000	30	820,000	11
上半期	予定	43,800,000	18,480,000	42	12,864,000	29	4,980,000	12
	実施	43,390,000	18,090,000	42	13,072,000	30	4,925,000	11
10月	実施	7,280,000	3,028,000	42	2,144,000	29	890,000	12
11月	実施	7,200,000	3,045,000	42	2,140,000	30	890,000	12
12月	実施	7,210,000	3,250,000	45	2,305,000	32	910,000	13
1月	実施	7,100,000	3,180,000	45	2,200,000	31	950,000	13
2月	実施	7,250,000	3,150,000	43	2,015,000	28	930,000	13
3月	実施	7,380,000	3,250,000	44	2,120,000	29	900,000	12
下半期	予定	43,800,000	18,480,000	42	13,092,000	29	4,980,000	12
	実施	43,420,000	18,903,000	44	12,924,000	30	5,470,000	13
年間	予定	87,600,000	36,960,000	42	25,956,000	29	9,960,000	12
	実施	86,810,000	36,993,000	43	25,996,000	30	10,395,000	12

成内容を材料費・労務費・経費・一般管理費・販売管理費に分類し（表6-14），1か月の費用を算出する．

b) 販売価格

事業所給食施設における会計・原価管理表（表6-14）において，製造原価，総原価，販売価格，売上高，販売価格に対する直接材料費の割合は次の式にて求める．

製造原価＝［（直接材料費）＋（間接材料費）＋（労務費）＋（経費）

＋（製造間接費）］×（1＋残食率）

総原価＝（製造原価）＋（一般管理費）＋（販売管理費）

販売価格＝（総原価）×（1＋利益率）

1食あたりの販売価格＝販売価格 / 食数

売上高＝1食あたりの販売価格×1か月の食数

販売価格に対する直接材料費の割合＝（食材料費）/（販売価格）×100

c) 損益分岐点

損益分岐点を分析すると，事業所における経営状況が分かる．経営状況がよい事業所では，少ない売上で利益が出る．損益分岐点は，費用を固定費と変動費から求める．

事業所給食施設における会計・原価管理表（表6-14）をもとにした損益分岐点の計算手順を**表6-16**に示す．

d) FL比率

FL比率は，売上高に占める食材料費と労務費の割合である．食材料費と労務費の原価に占める比率は，一般的な飲食店よりも事業所のほうが高くなる．そのため，変動する食材料費・人件費の管理が重要となる．

FL比率（%）＝［食材料費（food）＋労務費（labor）/ 売上高×100］

事業所給食施設における会計・原価管理表（表6-14）でのFL比率は71％となる．

e) 経営計画管理表

モデルとした事業所給食施設では，毎月一定の売上高が上がることを前提に，食材料費，労務費などの各費用について毎月，上半期，下半期，および年間の目標を設定している．この事業所給食施設における上半期の経営計画管理表を**表6-17**に示した．上半期を

直接費と間接費
直接費と間接費の分類に絶対的な決まりはなく，施設ごとに分類が異なる．

間接費			合　計		利　益	
製造間接費 （円）	一般管理費 （円）	販売経費 （円）	直接費＋ 間接費（円）	構成比 （%）	金額 （円）	構成比 （%）
25,000	500,000	30,000	6,659,000	91	365,000	5
20,000	500,000	30,000	6,640,000	91	280,750	4
18,000	500,000	20,000	6,610,000	91	277,500	4
20,000	500,000	15,000	6,505,000	89	411,000	6
17,000	500,000	32,000	6,559,000	90	399,750	5
15,000	500,000	30,000	6,485,000	93	165,000	2
20,000	500,000	20,000	6,545,000	90	342,500	5
150,000	3,000,000	180,000	39,954,000	90	2,190,000	5
110,000	3,000,000	147,000	39,344,000	91	1,876,500	4
18,000	500,000	15,000	6,595,000	91	321,000	4
20,000	500,000	28,000	6,623,000	92	217,000	3
20,000	500,000	20,000	7,005,000	97	-155,500	-2
22,000	500,000	32,000	6,884,000	97	-139,000	-2
20,000	500,000	27,000	6,642,000	92	245,500	3
24,000	500,000	28,000	6,822,000	92	189,000	3
108,000	3,000,000	120,000	39,954,000	90	2,190,000	5
124,000	3,000,000	150,000	40,571,000	93	678,000	2
258,000	6,000,000	300,000	79,908,000	90	4,380,000	5
234,000	6,000,000	297,000	79,915,000	92	2,554,500	3

振り返り，経営目標が達成できているかどうかを分析するプロセスについて**表6-18**に示す．特に，食材料費や労務費，経費について毎月の状況を管理することで半期および年間の目標達成をめざす．

表6-18 ● 事業所給食施設における経営管理計画表からの問題点の分析（例）

1）分析1：売り上げに対する構成比の目標と実施の数値を比べ，対策を考える．利益率を上げるためには？

経営目標，売上高に対する構成比

	食材料費	労務費	経費	利益
目標	42%	29%	12%	5%
実施 上半期	42%	30%↑	11%	4%↓
実施 下半期	44%↑	30%↑	13%↑	2%↓
実施 年間	43%↑	30%↑	12%	3%↓

改善① 食材料費が高くなった原因とその対策について考える
☐ 食材料の価格高騰，特に主食や習慣的に使用数頻度の高い食材料，使用量が多い食材料について高騰していないか確認し，検討する

対応	● メニューの変更を検討する ● 使用食材料および量を再検討する ● 価格が高騰している食材料の使用量を減らし，価格が安定した食材料へ変更する ● 増税，食材料高騰により，販売価格を再設定する ● 食材料の購入先を変更する

☐ 在庫管理ができているか確認する

対応	● 食材料発注時の計算ミスはないか確認する ● ルーティンで仕入れるものと，そうでないものを分別して管理する ● 賞味期限切れをなくすため，在庫表を作成する ● 余分な購入がないか，在庫管理する ● 献立内容を確認し，まとめて購入すると安くなるものなど，1ロット数と価格について検討する

☐ 販売数減少に伴う食材料比率の上昇への対策を検討する

対応	● 喫食者数が減少しないよう，魅力ある献立を提供する ● 喫食者の構成（年齢・男女比など）を再検討する ● 喫食者アンケートなどからリクエストメニューを献立に入れる ● ポップなどを利用して，販売促進の方法を考える ● 動線が悪い，適温提供ができていないなど，喫食者の食べる意欲を失わないよう，チャンスロスがないかを検証する

改善② 労務費が上昇した原因と対応について考える
□労務内容を検証し，労務内容見直しと対策を検討する

対応	●従業員およびパート従業員の残業の有無について調べる ●いつ，どのメニューにおいて残業が多いか調べる ●残業が多い日のメニューの調理工程を見直す ●メニューの見直しを行う ●従業員の熟練度，高齢従業員の作業内容を確認する

2）分析2　表6-17 上半期と下半期を比べると，下半期の利益率が低い．その原因と対応について考える．

ポイント：利益率に影響を与えるものとして，食材料費と労務費の影響が大きい．現状を把握し，問題点を見つける．

改善① 食材料費が高くなった原因について，分析1）にプラスして以下を検証する

対応	●ABC 分析を行う 　どの項目が食材料費の高騰に影響を与えているかを把握する 　→分析結果からメニューの改善，食材料など仕入先の変更や在庫管理を行う ●残食をチェックし，提供献立の内容を再検討する ●日々の食材料のロスがないかを確認する

改善② 労務費が高くなった原因について検証する

対応	●残業の原因を分析する ●作業工程の見直しを行う ●スタッフの仕事量の見直しを行う ●作業の優先順位が正しいか検証する ●営業時間の見直しを検討する 　労働人口の高齢化に伴い，高齢従業員の作業工程を見直す 　完成品，半加工品の利用による労働時間の短縮

改善③ 事業所の特徴をつかみ，年間の傾向を把握する

対応	●年間を通じた変動をつかむ． ●喫食者が多い月，曜日など喫食者の動向を把握する． ●営業日数が少ない月の売り上げを補塡するため，特別メニューやバイキングなどイベントを企画し，喫食者の購買意欲を高める

参考文献

Chapter 1 「給食の運営」実習への展開

1) 日本給食経営管理学会監修：給食経営管理用語辞典 第2版. 第一出版，2011.
2) 藤原政嘉，田中俊治，赤尾　正編：給食経営管理実習ワークブック 第3版. みらい，2015.
3) 一般社団法人 全国栄養士養成施設協会，公益社団法人 日本栄養士会監修，韓　順子，大中佳子：サクセス管理栄養士講座 給食経営管理論 第4版. 第一出版，2015.
4) 特定非営利活動法人 日本栄養改善学会監修，市川陽子，神田知子編：管理栄養士養成のためのモデル・コア・カリキュラム準拠 第11巻 給食経営管理論. 医歯薬出版，2020.
5) 松月弘恵，韓　順子，亀山良子編著：トレーニーガイド PDCAによる給食マネジメント実習. 医歯薬出版，2007.
6) 桂 きみよ，笹田陽子編著：校内実習ノート 給食の運営と給食マネジメント. 光生館，2011.
7) 殿塚婦美子編：改訂新版 大量調理 品質管理と調理の実際 第4版. 学建書院，2012.
8) 文部科学省スポーツ青少年局学校健康教育課編：調理場における衛生管理&調理技術マニュアル. 学建書院，2011.
9) 鈴木久乃，太田和江，定司哲夫編著：給食マネジメント論 第7版，p19-20，第一出版，2011.

Chapter 2 計画（plan）

1) 伊藤貞嘉，佐々木 敏監修：日本人の食事摂取基準（2020年版）. 第一出版，2020.
2) 特定非営利活動法人 日本栄養改善学会監修：給食経営管理論.
3) 日本人の食事摂取基準［2010年版］厚生労働省「日本人の食事摂取基準」策定検討会報告書. 第一出版，2009.
4) 食事摂取基準の実践・運用を考える会：日本人の食事摂取基準（2015版）の実践・運用. 第一出版，2015.
5) 社団法人 大阪府栄養士会：病院及び介護保険施設における栄養管理指針ガイドブック 2013.
6) 文部科学省 科学技術・学術審議会 資源調査分科会編：日本食品標準成分表2015年版（七訂）. 2015.
7) 日本給食経営管理学会監修：給食経営管理用語辞典 第2版. 2015.
8) 藤原政嘉，田中俊治，赤尾　正編：給食経営管理実習ワークブック 第2版. みらい，2010.
9) 韓　順子，大中佳子：サクセス管理栄養士講座 給食経営管理論. 第一出版，2010.
10) 赤羽正之，富岡和夫，西川貴子，ほか：給食施設のための献立作成マニュアル 第8版，医歯薬出版，2015.
11) 稲井玲子，上田伸男編：PDCAに基づく給食経営管理実習. 化学同人，2009.
12) 改訂新版 大量調理 品質管理と調理の実際 第4版.
13) 社団法人 全国栄養士養成施設協会，社団法人 日本栄養士会監修，板垣康治，森髙初恵，渡邉智子：サクセス管理栄養士講座 食べ物と健康III 第2版. 第一出版，2014.
14) 医療情報科学研究所編：栄養士・管理栄養士のためのなぜ？どうして？給食経営管理論. メディックメディア，2015.
15) 藤原政嘉，河原和枝編：栄養科学シリーズNEXT 献立作成の基本と実践. 講談社サイエンティフィク，2014.
16) 西川貴子，深津智惠美，清水典子，富永しのぶ：Plan-Do-Seeにそった給食運営・経営管理実習のてびき 第4版. 医歯薬出版，2005.
17) 殿塚婦美子，橋本髙子編：給食運営管理実習・学内編 第3版，建帛社，2006.
18) トレーニーガイド　PDCAによる給食マネジメント実習.
19) 井上明美，木村友子，平光美津子編：給食経営管理実習. 五訂，みらい，2015.
20) 給食経営管理実習ワークブック 第3版.
21) 鈴木久乃・君羅満・石田裕美編：健康・栄養科学シリーズ 給食経営管理論 改訂第2版. 南江堂，2012.
22) 小松龍史，外山健二，朝見祐也編：管理栄養士講座　改訂 給食経営管理論. 建帛社，2013.
23) 給食経営管理用語辞典 第2版.
24) 荒井冨佐子，辻村由美，堀端 薫，ほか：給食の運営管理実習テキスト 第5版. 第一出版，2012.

Chapter 3 実施（do）

1) Plan-Do-Seeにそった給食運営・経営管理実習のてびき.

2）特定非営利活動法人 日本栄養改善学会監修：給食経営管理論.
3）給食経営管理用語辞典 第 2 版.
4）改訂新版 大量調理 品質管理と調理の実際 第 4 版.
5）田中ひさよ：新しい給食経営管理 効率のよい経営・満足度の高い給食をめざして. 萌文書林, 2005.
6）井川聡子, 松月弘恵編著：給食経営と管理の科学. 理工図書, 2011.
7）給食経営管理実習ワークブック 第 3 版, p96-97.
8）太田和枝, 照井眞紀子, 三好恵子編著：給食におけるシステム展開と設備. 建帛社, 2008.
9）調理指導研究会編：新 調理学実習. p8, 光生館, 2003.
10）江間章子, 貝沼やす子：粥の調理に関する研究（第 2 報）加熱条件が全粥の性状に及ぼす影響. 家政学会誌, 48：391-398, 1997.
11）山崎清子, 島田キミエ, 渋川洋子, ほか：NEW 調理と理論. p365, 同文書院, 2014.
12）給食の運営管理実習テキスト 第 5 版.

Chapter 4 評価（check）・改善（act）

1）給食経営管理用語集 第 2 版, p40-53.
2）トレーニーガイド 給食マネジメント実習.
3）Plan-Do-See にそった給食運営・経営管理実習のてびき 第 4 版.
4）特定非営利活動法人 日本栄養改善学会監修：給食経営管理論.
5）西川貴子, 深津智惠美, 清水典子, 富永しのぶ：Plan-Do-Check-Act にそった給食運営・経営管理実習のてびき 第 5 版, 医歯薬出版, 2016.
6）田中敬子編著：給食経営管理実習／演習. 培風館, 2009.
7）PDCA に基づく給食経営管理実習.
8）給食経営管理実習ワークブック 第 3 版.

Chapter 6 「給食経営管理の総合的理解」─事業所給食を想定した給食の経営管理

1）厚生労働省：日本人の食事摂取基準（2020 年版）. 2019.

【編者略歴】

市 川 陽 子
いち かわ よう こ

1988 年	東京家政大学家政学部卒業
1990 年	日本女子大学大学院家政学研究科修士課程修了
1990 年	川村短期大学助手
1994 年	日本大学短期大学部（三島）専任講師
2005 年	徳島大学大学院栄養学研究科博士後期課程単位取得満期退学
2005 年	静岡県立大学食品栄養科学部助教授
2007 年	静岡県立大学食品栄養科学部准教授
2018 年	静岡県立大学食品栄養科学部教授

神 田 知 子
こう だ とも こ

1996 年	徳島大学医学部栄養学科卒業
1998 年	徳島大学大学院栄養学研究科博士前期課程修了
1998 年	大阪府立看護大学医療技術短期大学部助手
2000 年	山口県立大学生活科学部助手
2005 年	山口県立大学生活科学部講師
2008 年	同志社女子大学生活科学部准教授
2015 年	同志社女子大学生活科学部教授

朝 見 祐 也
あさ み ゆう や

1999 年	神戸学院大学栄養学部卒業
2001 年	神戸学院大学大学院栄養学研究科修了
2001 年	京都栄養士専門学校（現：京都栄養医療専門学校）講師
2007 年	京都栄養医療専門学校助教授
2008 年	南九州大学健康栄養学部講師
2011 年	南九州大学健康栄養学部准教授
2015 年	龍谷大学農学部講師
2017 年	龍谷大学農学部准教授
2022 年	龍谷大学農学部教授

管理栄養士養成のための栄養学教育モデル・コア・カリキュラム準拠
第 12 巻　給食経営管理論実習　給食の運営の実際と給食経営管理の総合的理解
ISBN978-4-263-72039-4

2021 年 3 月 25 日　第 1 版第 1 刷発行
2023 年 6 月 25 日　第 1 版第 3 刷発行

監　修　特定非営利活動法人
　　　　日本栄養改善学会
編　者　市　川　陽　子
　　　　神　田　知　子
　　　　朝　見　祐　也
発行者　白　石　泰　夫
発行所　医歯薬出版株式会社

〒113-8612　東京都文京区本駒込 1-7-10
TEL.（03）5395-7626（編集）・7616（販売）
FAX.（03）5395-7624（編集）・8563（販売）
https://www.ishiyaku.co.jp/
郵便振替番号 00190-5-13816

乱丁，落丁の際はお取り替えいたします　　　　　印刷・あづま堂印刷／製本・愛千製本所
© Ishiyaku Publishers, Inc., 2021. Printed in Japan